"十四五"国家重点出版物出版规划项目

国医大师李今庸医学全集

古代病候字解义疏
通俗文选疏证

李今庸　编著

学苑出版社

图书在版编目（CIP）数据

古代病候字解义疏 通俗文选疏证/李今庸编著.—北京：学苑出版社，2024.6

（国医大师李今庸医学全集）

ISBN 978-7-5077-6966-1

Ⅰ.①古… Ⅱ.①李… Ⅲ.①辨证－研究 Ⅳ.①R241

中国国家版本馆 CIP 数据核字（2024）第 098682 号

出　版　人：洪文雄

策划编辑：黄小龙

责任编辑：宋　铮

出版发行：学苑出版社

社　　　址：北京市丰台区南方庄 2 号院 1 号楼

邮政编码：100079

网　　　址：www.book001.com

电子邮箱：xueyuanpress@163.com

联系电话：010－67601101（营销部）、010－67603091（总编室）

印　刷　厂：北京兰星球彩色印刷有限公司

开本尺寸：710 mm×1000 mm　1/16

印　　张：12.75

字　　数：210 千字

版　　次：2024 年 6 月第 1 版

印　　次：2024 年 6 月第 1 次印刷

定　　价：88.00 元

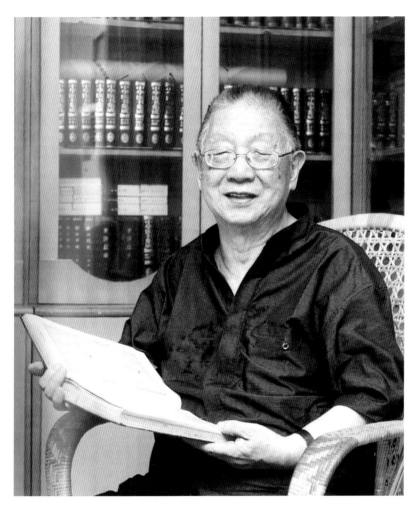

　　李今庸（1925年10月22日—2022年4月27日），湖北枣阳市人，当代著名中医学家，中医教育学家，湖北中医药大学终身教授，国医大师，国家中医药管理局评定的第一批全国老中医药专家学术经验继承工作指导老师。

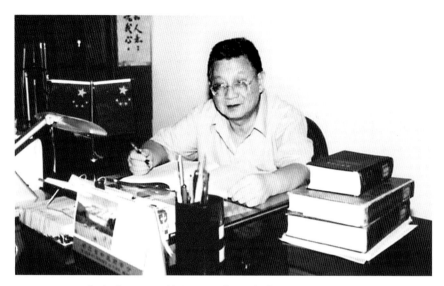

李今庸教授主持湖北省中医药学会工作20余年

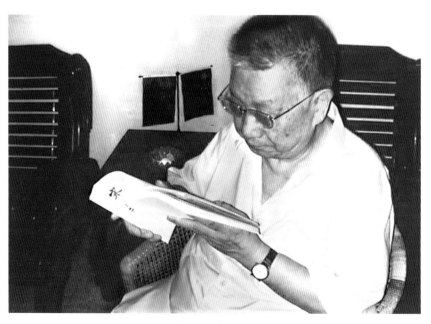

李今庸教授在研读史书

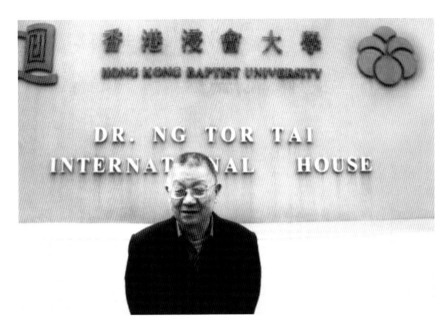

李今庸教授在香港浸会大学讲学期间留影

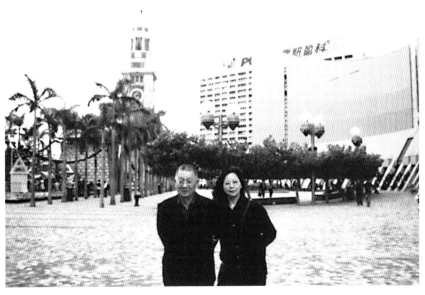

李今庸教授在香港讲学期间与女儿李琳合影

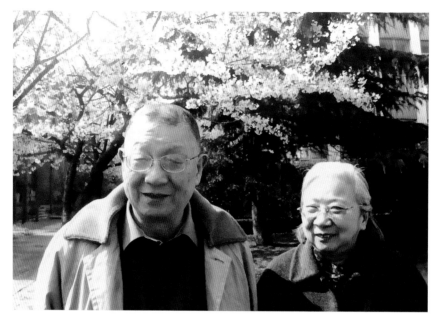

李今庸教授与夫人齐立秀合影

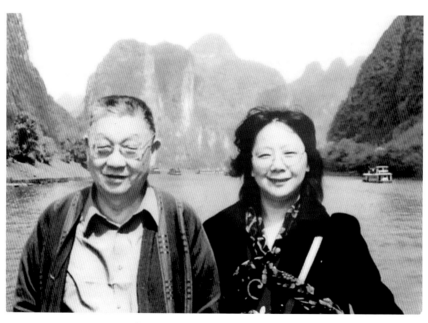

李今庸教授与女儿李琳合影

中国的长期封建社会中，创造了灿烂的古代文化。清理古代文化的发展过程，剔除其封建性的糟粕，吸收其民主性的精华，是发展民族新文化提高民族自信心的必要条件；但是决不能无批判地兼收并蓄。

摘自《新民主主义论》

李今庸教授书法（一）

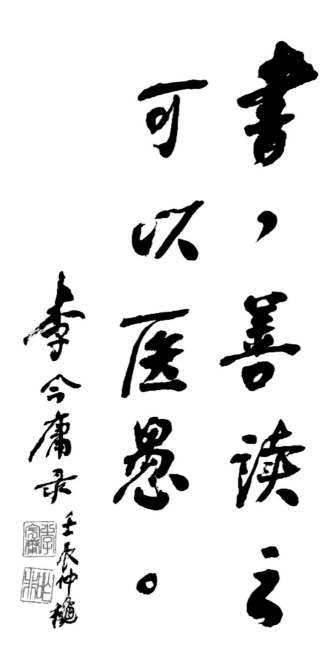

书，善读之可以医愚。

李今庸录 壬辰仲龝

李今庸教授书法（二）

富贵华墨，穷奈命
老去鬓眉壮志心

李今庸书
乙卯初冬

李今庸教授书法（三）

鞠躬顾职，岂能尽如人意；

竭诚斯任，但求无愧我心。

李今庸教授书法（四）

通古博今研岐黄　精勤不倦育桃李

（代总序）

　　李今庸先生，字昨非，1925 年出生于湖北省枣阳市唐家店镇一个世医之家。今庸之名取自《三字经》："中不偏，庸不易。"意为立定志向，矢志不移，永不改易。昨非，语出陶渊明《归去来分辞》："实迷途其未远，觉今是而昨非。"含有不断修正自己错误认识的意思。书斋曰莲花书屋，义出周敦颐《爱莲说》："出淤泥而不染，濯清涟而不妖。"李今庸先生平生行止，诚如斯言。《孟子·滕文公章句上》说："舜何人也，予何人也，有为者亦若是。"他把这句话作为座右铭。

　　李今庸先生从医 80 载，执教 62 年，在漫长的医教研生涯中积累了宝贵的治学经验。其治学之道，建造了弟子成才的阶梯，是后学登堂入室的通途。听其教、守其道、恭其行者，多能登堂入室，攀登高峰。

博学强志　医教研优

　　李今庸先生 7 岁入私塾读书，开始攻读《论语》《孟子》《大学》《中庸》《礼记》等儒家经典，他博闻强志，日记千言，常过目成诵。1938 年随父学医，兼修文学，先后研读《黄帝内经》《针灸甲乙经》《难经》《伤寒论》《金匮要略》《脉经》《诸病源候论》《千金要方》《千金翼方》《外台秘要》《神农本草经》等，随后其父又命其继续攻读历代各家论著和各科著作，并指导他阅读《毛诗序》《周易》《尚书》等书。对于《黄帝内经》，他大约只用了一年的时间，即将其内容烂熟于心。现在只要提到《黄帝内经》的某一内容，他都能不假思索明确无误地给你指出，本段内容是在《素问》或《灵枢》的某一篇，所以被人们誉为"《内经》王""活字典"。

　　1961 年，时任湖北中医学院副院长的蒋立庵先生，将一本《江汉论坛》杂志给了李今庸先生。他认真阅读后，敏锐地意识到蒋老是希望他掌握校勘训诂学的知识，以便有效地研究整理古典医籍。从 20 世纪 60 年代初开始，他先后阅读了大量有关古代小学类书籍。通过认真阅读《说文解字》《说文解字注》《说文通训定声》《说文解字义证》《说文解字注笺》等，他对许学相当熟悉，又广泛阅读了雅学、韵书以及与小学有关的书籍。从此，他掌握了治学之道，并以此助推医教之道。

一般而言，做学问应具备三个条件：一为深厚的家学，二为名师指点，三为个人勤奋。这三点李今庸先生都具备了，所以先生才有了今天的成就。

李今庸先生在 1987 年到 1999 年间，先后被中国中医研究院（现中国中医科学院）研究生部、张仲景国医大学、长春中医学院（现长春中医药大学）等单位聘为客座教授和临床教授，为这些单位的中医药人才培养做出了贡献。1991 年 5 月被确认为第一批全国老中医药专家学术经验继承工作指导老师，同年获国务院政府特殊津贴；1999 年被中华中医药学会授予全国十大"国医楷模"称号；2002 年获"中医药学术最高成就奖"；2006 年获中华中医药学会"中医药传承特别贡献奖"；2011 年被国家中医药管理局确定为全国名老中医药专家传承工作室建设项目专家；2013 年 1 月被国家中医药管理局确定为首批中医药传承博士后合作导师，为国家培养中医药高层次人才。

校勘医典　著作等身

李今庸先生在治学上锲而不舍，勇攀高峰，正所谓"路漫漫其修远兮，吾将上下而求索"。他在 20 世纪 60 年代就步入了校勘医典这条漫长而又崎岖的治学之路。在这方面他着力最勤，费神最深，几乎是举毕生之力。他曾说道：首先要善于发现古书中的问题，然后对所发现的问题进行深入研究考证，并搜集大量的古代文献加以证实。当写成文章时，又必须考虑所选用文献的排列先后，使层次分明，说明透彻，让人易于读懂。如此每写一篇文章，头痛数日不已，然而他仍乐此不疲。虽是辛苦，然也获得了丰硕的成果。经一番整理后，不仅使这些古籍中的文字义理畅达，而且其医学理论也明白易晓，从而使千百年的疑窦涣然冰释，实有功于后学。

李今庸先生首创以治经学方法研究古典医籍。他将清朝乾嘉时期所兴起的治经学方法，引入到古医籍的研究整理之中。他依据训诂学、校勘学、音韵学、古文字学的基本原理，以及方言学、历史学、古文献学、考古学和历代避讳规律等相关知识，结合中医药学理论和临床实际经验，对古医书中的疑难问题进行了深入研究。对古医书中有问题的内容，则采用多者刘之、脱者补之、隐者彰之、错者正之、难者考之、疑者存之的方法，细心疏爬。他治学态度严谨，一言之取舍必有据，一说之弃留必合理。其研究所涉及的范围相当广泛，如《素问》《灵枢》《难经》《甲乙经》《太素》《伤寒论》《金匮要略》《神农本草经》《肘后方》《新修本草》《千金要方》《千金翼方》《马王堆汉墓帛书》以及周秦两汉典籍中有关医学的内容。每有得则笔之以文，其研究的千古疑难问题多达数百处。从 20 世纪 50 年代末至现在，他发表了诸如"析疑""揭疑""考释""考义"类文章 200 多篇。2008 年，他在外地休养的时候，凭记忆又搜集了古医书中疑难之处 88 条；同时，还从《吕氏春秋》高诱训解的文字中，总结出声转可通的文字 121 例，其中部分内容现已整理成文，由此可见先生对古医籍疏爬之勤。

设帐杏坛 传道授业

李今庸先生执教已 62 个春秋，在中医教育学上，开创和建立了两门中医经典学科（《黄帝内经》《金匮要略》）。他先后长期系统性地给师资班、西学中班、本科生、研究生等各类不同层次学生讲授《金匮要略》《黄帝内经》《难经》及《中医学基础》等课程。自 1978 年开始，又在全国中医界率先开展《内经》专业研究生教育。同时，李今庸先生还担任北京中医两院（中国中医研究院、北京中医学院）研究生班《金匮要略》授课老师。1973 年起，李今庸先生受邀赴原北京中医学院、原上海中医学院讲授《中医学基础》；1978 年起，并先后赴辽宁、广西、上海等地的中医药院校讲授《黄帝内经》《金匮要略》等经典课程。

李今庸先生非常重视教材建设。1958 年，他首先在原湖北中医学院筹建金匮（内科）教研组，并担任组长，其间独立编写了《金匮讲义》，作为本院本科专业使用。1963 年独立编写了全国中医学院第二版试用教材《金匮要略讲义》，从而将《金匮》这一学科推向了全国；1973 年，为适应社会上的需求，对该书稍作润色，作为全国中医学院第三版试用教材再版发行。1960 年，担任《内经》教研组组长，独立编写了《医经选讲义》《内经讲义》（原文），供湖北中医学院本科专业使用；1961年，独立编写了《难经选读》《黄帝内经素问讲义》（原文），供湖北中医学院本科专业、西医学习中医班使用；1962年，独立编写了中医学院讲义《内经》（蓝本）；1963年，赴江西庐山参加了全国中医学院第二版试用教材《内经讲义》的审稿定稿。1974、1976年分别协编全国中医学院教材《中医学基础》；1977、1979年，主编《内经选编》《内经选读》，作为原湖北中医学院中医研究生班前期课程中的《内经》试用教材，并亦供中医本科专业使用，该教材受到全国《内经》教师的好评；1978年，参与编著高等中医药院校教学参考丛书《内经》；1982年主编高等中医药院校本科生、研究生两用教材《黄帝内经选读》，1987年为光明中医函授大学编写出版了《金匮要略讲解》。几十年来，李今庸先生为中医药院校教材建设，倾注了满腔心血。

李今庸先生注重师资队伍建设。先生在主持原湖北中医学院内经教研室工作时，非常重视对教师的培养。1981年，他在教研室提出了"知识非博不能返约，非深不能至精"的思想。他要求教师养成"读书习惯和写作习惯"。为配合教师读书方便，他在教研室创建了图书资料库室，收藏各类图书800余册，并随时对教师的学习情况进行督促检查。1983年，他组织主持教研室教师编写刊印了《黄帝内经索引》；同时，他又组织主持教研室教师编写了《新编黄帝内经纲目》，作为本院及部分兄弟院校《内经》专业研究生学位使用教材。通过编辑书籍及教学参考资料，提高教师的专业水平。在对教师的使用上，尽量做到人尽其才，才尽其用。通过十几年坚持不懈努力，现已培养出一批较高素质的中医药教师队伍。

在半个多世纪的中医药教学生涯中，先生主张择人而教、因材施教，注重传授真知和问答教学。他要求学生学习中医时必须树立辩证唯物主义和历史唯物主义思维方式，将不同时代形成的医学著作和理论体系置于特定历史时代背景中研究，重视经典著作教学和学生临床实践。1962年，先生辅导高级西医离职学习中医班集体写作《从藏府学说看祖国医学的理论体系》一文，全文刊登于《光明日报》，并被《人民日报》摘要登载、《中医杂志》全文收载，在全国产生了很大影响。

扎根一线　累起沉疴

李今庸先生在 80 年的医疗实践中，形成了独特的医疗风格、完整的临床医学思想，积累了大量的临床经验。其一，形成了完整的临床医学指导思想，即坚持辩证历史唯物主义思想指导下的"辨证论治"；其二，独创个人临床医疗经验病证证型治疗分类 580 余种，著有《李今庸临床经验辑要》《中国百年百名中医临床家丛书·李今庸》《李今庸医案医论精华》等临床著作。

李今庸先生通晓中医内外妇儿及五官各科，尤长于治疗内科和妇科疾病。在 80 年的临床实践中，他在内伤杂病的补泻运用上形成了自己独特的风格，即泻重痰瘀，补主脾肾。脾肾两藏，一为后天之本，一为先天之本，是人体精气的主要来源。二藏荣则一身俱荣，二藏损则一身俱损。因此，在治虚损证时，补主脾肾。在临床运用中，具体又有所侧重，小儿重脾胃，老人重脾肾，妇女重肝肾。慢性久病，津血易滞，痰瘀易生，痰瘀互结互病，易成窠囊。他对于此类病证的治疗是泻重痰瘀，或治其痰，或泻其瘀，或痰瘀同治。他临床经验丰富，辨证准确，用药精良，常出奇兵以制胜，其经验可见于《国医大师李今庸医学全集》中。

李今庸先生非常强调临床实践对理论的依赖性，他常说："治病如同打仗一样，没有一定的医学理论做指导，就不可能进行正确的医疗活动。"如 1954 年长江流域发大水，遭受特大洪涝灾害之时，奔赴一线的李今庸"抗洪抢险防病治病"工作队，以中医理论为指导，运用中药枯矾等，成功控制住了即将暴发的急性传染性消化道疾病；再如一壮年男子，突发前阴上缩，疼痛难忍，呼叫不已，李今庸先生据《素问·厥论》"前阴者，宗筋之所聚"，《素问·痿论》"阳明者，五藏六府之海，主润宗筋"的理论，为之针刺足阳明经之归来穴，留针 10 分钟，病愈，后数十年未再发，此案正印证了其善于以经典理论对临床的指导运用。李老常言："方不在大，对证则效；药不在贵，中病即灵。"

从 1976 年起，李老应邀赴北京、上海、南京、南宁、福州、香港、韩国大田等多地讲学，传授临床经验，深入开展中外学术交流。

振兴中医　奔走疾呼

李今庸先生作为一代中医药思想家，从未停止过对中医药学理论、临床、教育的反复深入思考。1982 年、1984 年，他两次同全国十余名中医药专家联名上书党中央、国务院，建议成立国家中医药管理总局，加强党对中医药事业的领导，受到中央领导重视和采纳。1986年国务院批示，1988年，国家中医药管理局挂牌成立。其后，又积极支持组建中医药专业出版社。1989年，中国中医药出版社成立。2003年，向党中央和国务院领导写信陈述中医药学优越性和东方医学特色，建议制定保护和发展中医药的法规，同年，国务院颁布《中华人民共和国中医药条例》。

李老在担任湖北省政协常委及教科文卫体委员会副主任期间，深入基层考察调研，写了大量提案及信函建议。在湖北省第五届政协会议上，提出"请求省委、省政府批准和积极筹建'湖北省中医管理局'，以振兴我省中医药事业"等提案。2006年，湖北省中医药管理局成立。

1980年、1983年等分别向省委、省政府致信建议召开李时珍学术会议，成立李时珍研究会，开展相关研究，为在全国范围内形成纪念李时珍学术活动氛围奠定了坚实根基。

1986年李老当选为湖北省中医药学会理事长。此后，主持湖北省中医药学会工作长达二十余年。组织举行"鄂港澳台国际学术交流大会""国际传统医学大会"等各种大型中医药学术研讨会和国际学术交流会议。其间，连续数年主编有《湖北中医药信息》《中医药文化有关资料选编》等。

近年来，李老对中医药学术发展方向继续进行深入思考与研究。认为中西医学不能互相取代，只能在发展的基础上取长补短，必须努力促使西医中国化、中医现代化，先后撰写和发表了《论中医药学理论体系的构成和意义》《发扬中医药学特色和优势提高民族自信心和自豪感》《试论我国"天人合一"思想的产生及中医药文化的思想特征》《中医药学应以东方文化的面貌走向现代化》《关于中西医结合与中医药现代化的思考》《略论中医学史和发展前景》等文章。

今将李今庸先生历年写作刊印、出版和未出版的各种学术著作，集中起来编辑整理，勒成一部总集，定名为《国医大师李今庸医学全集》，予以出版，一则是彰显李老半个多世纪以来，在中医药学术上所取得的具有系统性和创造性的重要成就，二则是为中医药学的传承留下一份丰厚的学术遗产。

李今庸先生历年写作并刊印和出版的各种著作数十部，附列如下（以年代先后为序）：

《金匮讲义》，李今庸编著，原湖北中医学院中医专业本科生用教材。1959 年，内部油印。

《中医学概论》，李今庸编著，原湖北中医学院中医专业本科生用教材。1959 年，内部刊印。

《内科学讲义》，李今庸编著，原湖北中医学院中医专业本科生用教材。1960 年 1 月，内部刊印。

《医经选讲义》，李今庸编著，原湖北中医学院中医专业本科生用教材。1960 年，内部刊印。

《内经讲义》，李今庸编著，原湖北中医学院中医专业本科生用教材。1960 年，内部刊印。

《难经选读》，李今庸编著，原湖北中医学院中医专业本科生用教材。1961 年，内部刊印。

《黄帝内经素问讲义》，李今庸编著，原湖北中医学院中医专业本科生用、高级西医离职学习中医班用教材，1961 年，内部刊印。

《内经》（蓝本），李今庸编著，原中医学院讲义，中医专业本科生用教材，1962 年 4 月，内部刊印。

《金匮要略讲义》（蓝本），李今庸编著，原中医学院讲义，中医专业本科生用教材，1963 年 4 月，内部刊印。

《金匮要略讲义》，李今庸编著，全国中医学院中医专业本科生用第二版统一教材。1963 年 9 月，上海科学技术出版社出版。

《中医概论》，李今庸编著，原湖北中医学院中医专业本科生用教材，1965 年 9 月，内部刊印。

《内经教学参考资料》，李今庸编著，原湖北中医学院中医专业教学参考用书。1965 年 12 月，内部刊印。

《中医学基础》，李今庸编著，原湖北中医学院中医专业用教材。1971 年，内部铅印。

《金匮要略释义》，李今庸编著，中医临床参考丛书，全国中医学院西医学习中医者、中医专业用第三版统一教材。1973 年 9 月，上海科学技术出版社出版。

《内经选编》，李今庸编著，原湖北中医学院中医专业用教材，1973 年，内部刊印。

《中医基础学》，李今庸编著，原湖北中医学院中医专业本科生用教材。1974年，内部刊印。

《内经选编》，李今庸编著，原湖北中医学院中医专业本科生及研究生前期用教材，1977年，内部刊印。

《内经选读》，李今庸主编，原湖北中医学院中医专业本科生及研究生前期用教材。1979年5月，内部刊印。

《黄帝内经选读》，李今庸主编，原湖北中医学院中医专业本科生、研究生两用教材。1982年，内部刊印。

《内经函授辅导资料》，李今庸主编，原湖北中医学院中医专业函授辅导教材。1982年，内部刊印。

《读医心得》，李今庸著，研究中医古典著作中理论部分的学术专著。1982年4月，上海科学技术出版社出版。

《中医学辩证法简论》，李今庸主编，全国中医院校教学教材参考用书。1983年1月，山西人民出版社出版。

《黄帝内经索引》，李今庸主编，原湖北中医学院中医《内经》专业教学参考用书。1983年12月，内部刊印。

《读古医书随笔》，李今庸著，运用考据学知识和方法研究古典医籍的学术专著。1984年6月，人民卫生出版社出版。

《金匮要略讲解》，李今庸著，全国高等中医函授教材。1987年5月，光明日报出版社出版，后由人民卫生出版社于2008年更名为《李今庸金匮要略讲稿》再版。

《新编黄帝内经纲目》，李今庸主编，中医内经专业研究生学位教材，以及西医学习中医者教学参考用书。1988年11月，上海科学技术出版社出版。

《奇治外用方》，李今庸编著，运用现代思想和通俗语言，对中医药古今奇治外用方治给予整理的专著。1993年1月，中国中医药出版社出版。

《湖北医学史稿》，李今庸主编，是整理和研究湖北地方医学史事的专门著作。1993年5月，湖北科学技术出版社出版。

《李今庸临床经验辑要》，李今庸著，作者集数十年临床医疗实践之学术思想和临证经验的总结专著。1998年1月，中国医药科技出版社出版。

《古代医事编注》，李今庸编著，选录了古代著名典籍笔记中关于中医药医事史料文献而编注的人文著作。1999年，内部手稿。

《中华自然疗法图解》，李今庸主编，刮痧疗法、按摩疗法、针灸疗法和天然药食疗法等中医自然疗法治病图解的专著。2001年1月，湖北科学技术出版社出版。

《中国百年百名中医临床家丛书·李今庸》，李今庸著，作者集多年临床学术经验之专著。2002 年 4 月，中国中医药出版社出版。

《中医药学发展方向研究》，李今庸著，研究中医药学发展方向的专著。2002年 9 月，内部刊印。

《古医书研究》，李今庸著，继《读古医书随笔》之后，再以校勘学、训诂学、音韵学、古文字学、方言学、历史学以及古代避讳知识等，研究考证中医古典著作的学术专著。2003 年 4 月，中国中医药出版社出版。

《中医药治疗非典型传染性肺炎》，李今庸编著，选用报刊上有关中医药治疗"非典"（严重急性呼吸综合征）的内容，集而成册。2003 年 8 月，内部刊印。

《汉字、教育、中医药文化资料选编》（1—6 编），李今庸编著，选用报刊上发表的有关文字文化、教育和中医药文化资料而汇编的专门集册。2003—2009 年，内部刊印。

《舌耕馀话》，李今庸著，作者在兼任政协等多项社会职务期间，从事中医药事业的医政医事专门著作。2004 年 10 月，中国中医药出版社出版。

《古籍录语》，李今庸编著，选录古代典籍中关于启迪思想，予人智慧，为人道德之锦句名言而编著的人文专著。2006 年 8 月，内部刊印。

《李今庸医案医论精华》，李今庸著，作者临床验案精选和中医学术问题研究的专著。2009 年 4 月，北京科学技术出版社出版。

《李今庸中医科学理论研究》，李今庸著，中医科学基础理论体系和基本学术思想研究的专著。2015 年 1 月，中国中医药出版社出版。

《李今庸黄帝内经考义》，李今庸著，作者历半个世纪对《黄帝内经》疑难问题研究的学术专著。2015 年 1 月，中国中医药出版社出版。

《李今庸临床用方集粹》，李今庸著，是收集荟萃作者数十年临床医疗经验用方的专著。2015 年 1 月，中国中医药出版社出版。

《李今庸读古医书札记》，李今庸著，辑作者历年来在全国各地刊物上发表的关于古典医籍和古典文献的考释、考义、揭疑、析疑类文章的学术著作。2015 年 4月，科学出版社出版。

《李今庸特色疗法》，李今庸主编，整理和总结了具有中医学特色的穴敷疗法、艾灸疗法、拔罐疗法、耳穴贴压法等治疗病证的专著。2015 年 4 月，科学出版社出版。

《李今庸经典医教与临床研究》，李今庸著，作者集中医经典教学和经典性临床研究的教研专著。2016 年 1 月，科学出版社出版。

《李今庸医惑辨识与经典讲析》，李今庸著，对有关经典医籍、医学疑问的解疑辨惑及经典著作课堂讲解分析的学术专著。2016 年 1 月，科学出版社出版。

《李今庸临床医论医话》，李今庸著，作者关于中医临床的医学论述和医语医话的学术专著。2017 年 3 月，中国中医药出版社出版。

通古博今研歧黄　精勤不倦育桃李

《李今庸中医思考·读医心得》，李今庸著，作者独立思考中医药学实质和中医药学术发展方向性研究的学术专著。2018 年 3 月，学苑出版社出版。

《续古医书研究》，李今庸著，为《古医书研究》续笔，再以开创性的中医治经学方法继续研究中医古典著作之学术力作。

另有待出版著作（略）。

李琳　湖北中医药大学

2018 年 5 月 1 日

出版说明

　　在中国古代科学文字学和古代文献语言学发展史上，中国古人创造了以《说文解字》为代表的系列语言文字学的伟大作品，并由此而产生了相应的语言文字学各学术流派体系。李今庸先生作为一代学术泰斗，除一生致力于中医药学术和中医治经学研究外，对中国古代语言文字学亦有所研究。《古代病候字解义疏通俗文选疏证》，一是选集了李老对《说文》病候字类的研究、《通俗文》俗语类辞书的研究，其中《玉篇》病候字类研究，因其所存资料种类众多繁杂，一时未能寻得，故暂缺而后待补入；二是汇编了《说文》《玉篇》《类篇》中有关病候类字解。二者合而成书，公开出版。此书可供古代语言文字学研究者、爱好者和从事中医文献工作者参考和使用。

李　琳

2024 年 4 月

目录

古代病候字解义疏

《说文》病候字解凡一百零二字

《说文·疒部》
疒，倚也，人有疾痛，象倚箸之形，凡疒之属皆从疒。女戹切。

《说文·疒部》
疾，病也，从疒，矢声。秦悉切。

《说文·疒部》
痛，病也，从疒，甬声。他贡切。

《说文·疒部》
病，疾加也，从疒，丙声。皮命切。

《说文·疒部》
瘣，病也，从疒，鬼声。《诗》曰："譬彼瘣木。"一曰肿旁出也。胡罪切。

《说文·疒部》
疴，病也，从疒，可声。《五行传》曰："时即有口疴。"乌何切。

《说文·疒部》
痡，病也，从疒，甫声。《诗》曰："我仆痡矣。"普胡切。

《说文·疒部》

瘫，病也，从疒，堇声。巨斤切。

《说文·疒部》

瘵，病也，从疒，祭声。侧介切。

《说文·疒部》

瘨，病也，从疒，真声。一曰腹张。都季切。

《说文·疒部》

瘼，病也，从疒，莫声。慕各切。

《说文·疒部》

疝，腹中急也，从疒，丩声。古巧切。

《说文·疒部》

痯，病也，从疒，员声。王问切。

《说文·疒部》

痫，病也，从疒，闲声。户闲切。

《说文·疒部》

痆，病也，从疒，出声。五忽切。

《说文·疒部》

疵，病也，从疒，此声。疾咨切。

《说文·疒部》

疲，固病也，从疒，发声。方肺切。

《说文·疒部》
瘏，病也，从疒，者声。《诗》曰："我马瘏矣。"同都切。

《说文·疒部》
疷，病也，从疒，从声。即容切。

《说文·疒部》
㾕，寒病也，从疒，辛声。所臻切。

《说文·疒部》
瘑，头痛也，从疒，或声，读若沟洫之洫。吁逼切。

《说文·疒部》
痟，酸痟头痛，从疒，肖声，《周礼》曰："春时有痟首疾。"相邀切。

《说文·疒部》
疕，头疡也，从疒，匕声。毕履切。

《说文·疒部》
疡，头创也，从疒，易声。与章切。

《说文·疒部》
痒，疡也，从疒，羊声。似阳切。

《说文·疒部》
瘕，目病，一曰恶气箸身也，一曰蚀创，从疒，马声。莫驾切。

《说文·疒部》
㾋，散声，从疒，斯声。先稽切。

《说文·疒部》

疻，口喎也，从疒，为声。韦委切。

《说文·疒部》

疦，病也，从疒，决省声。古穴切。

《说文·疒部》

瘖，不能言也，从疒，音声。于今切。

《说文·疒部》

瘿，颈瘤也，从疒，婴声。于郢切。

《说文·疒部》

瘘，颈肿也，从疒，娄声。力豆切。

《说文·疒部》

疣，颤也，从疒，又声。于救切。

《说文·疒部》

瘀，积血也，从疒，於声。依倨切。

《说文·疒部》

疝，腹痛也，从疒，山声。所晏切。

《说文·疒部》

疛，小腹病，从疒，肘省声。陟柳切。

《说文·疒部》

瘭，满也，从疒，奰声。平秘切。

《说文·疒部》
疛，俛病也，从疒，付声。方榘切。

《说文·疒部》
痀，曲脊也，从疒，句声。其俱切。

《说文·疒部》
瘚，屰气也，从疒，从屰，从欠。居月切。

《说文·疒部》
悸，气不定也，从疒，季声。其季切。

《说文·疒部》
痱，风病也，从疒，非声。蒲罪切。

《说文·疒部》
瘤，肿也，从疒，留声。力求切。

《说文·疒部》
痤，小肿也，从疒，坐声。一曰族絫。臣铉等曰："今别作瘯蠡，非是。"昨禾切。

《说文·疒部》
疽，痈也，从疒，且声。七余切。

《说文·疒部》
癘，痈也，从疒，麗声。一曰瘃瘃黑，读若隶。郎计切。

《说文·疒部》
痈，肿也，从疒，用声。於容切。

《说文·疒部》

瘜，寄肉也，从疒，息声。相即切。

《说文·疒部》

癣，干疡也，从疒，鲜声。息浅切。

《说文·疒部》

疥，搔也，从疒，介声。古拜切。

《说文·疒部》

痂，疥也，从疒，加声。古牙切。

《说文·疒部》

瘕，女病也，从疒，叚声。乎加切。

《说文·疒部》

疠，恶疾也，从疒，蛮省声。洛带切。

《说文·疒部》

疟，热寒休作，从疒，从虐，虐亦声。鱼约切。

《说文·疒部》

痁，有热疟，从疒，占声。《春秋传》曰："齐侯疥，遂痁。"失廉切。

《说文·疒部》

痎，二日一发疟，从疒，亥声。古谐切。

《说文·疒部》

痳，疝病，从疒，林声。力寻切。

《说文·疒部》

痔，后病也，从疒，寺声。直里切。

《说文·疒部》

痿，痹也，从疒，委声。儒隹切。

《说文·疒部》

痹，湿病也，从疒，畀声。必至切。

《说文·疒部》

痹，足气不至也，从疒，卑声。毗至切。

《说文·疒部》

瘃，中寒肿覈，从疒，豖声。陟玉切。

《说文·疒部》

偏，半枯也，从疒，扁声。匹连切。

《说文·疒部》

瘇，胫气足肿，从疒，童声。《诗》曰："既微且瘇。"时重切。

《说文·疒部》

瘂，跛病也，从疒，盍声，读若脅，又读若掩。乌盍切。

《说文·疒部》

疷，殴伤也，从疒，只声。诸氏切。

《说文·疒部》

痏，疷痏也，从疒，有声。荣美切。

《说文·疒部》

瘤，创裂也，一曰疾瘤，从疒，巂声。以水切。

《说文·疒部》

痁，皮剥也，从疒，冄声。赤占切。

《说文·疒部》

痻，痛也，从疒，农声。奴动切。

《说文·疒部》

痍，伤也，从疒，夷声。以脂切。

《说文·疒部》

瘢，痍也，从疒，般声。薄官切。

《说文·疒部》

痕，胝瘢也，从疒，艮声。户恩切。

《说文·疒部》

痉，彊急也，从疒，坙声。其颈切。

《说文·疒部》

独，动病也，从疒，虫省声。徒冬切。

《说文·疒部》

瘦，臞也，从疒，叜声。所又切。

《说文·疒部》

疢，热病也，从疒，从火。臣铉等曰："今俗别作疹，非是。"丑刃切。

《说文·疒部》

瘅，劳病也，从疒，单声。丁斡、丁贺二切。

《说文·疒部》

疸，黄病也，从疒，旦声。丁斡切。

《说文·疒部》

痍，病息也，从疒，夹声。苦叶切。

《说文·疒部》

痞，痛也，从疒，否声。符鄙切。

《说文·疒部》

瘍，脉瘍也，从疒，易声。羊益切。

《说文·疒部》

痫，狂走也，从疒，术声，读若欻。食聿切。

《说文·疒部》

疲，劳也，从疒，皮声。符羁切。

《说文·疒部》

疕，瑕也，从疒，匕声。侧史切。

《说文·疒部》

疧，病也，从疒，氏声。渠支切。

《说文·疒部》

疲，病劣也，从疒，及声。呼合切。

《说文·疒部》

瘗，剧声也，从疒，殹声。于卖切。

《说文·疒部》

癃，罢病也，从疒，隆声。力中切。

《说文·疒部》

疫，民皆疾也，从疒，役省声。营只切。

《说文·疒部》

瘈，小儿瘈疭病也，从疒，恝声。臣铉等曰："《说文》无恝字，疑从疒，从心，契省声。"尺制切。

《说文·疒部》

疼，马病也，从疒，多声。《诗》曰："疼疼骆马。"丁可切。

《说文·疒部》

痥，马胫疡也，从疒，兑声。一曰将伤。徒活切。

《说文·疒部》

疗，治也，从疒，乐声。力照切。

《说文·疒部》

痼，久病也，从疒，古声。古慕切。

《说文·疒部》

瘌，楚人谓药毒曰痛瘌，从疒，剌声。卢达切。

《说文·疒部》

痨，朝鲜谓药毒曰痨，从疒，劳声。郎到切。

《说文·疒部》

瘥，瘉也，从疒，差声。楚懈切，又，才他切。

《说文·疒部》

瘦，减也，从疒，衰声。一曰耗也。楚追切。

《说文·疒部》

瘉，病瘳也，从疒，俞声。臣铉等曰："今别作愈，非是"。以主切。

《说文·疒部》

瘳，疾瘉也，从疒，翏声。敕鸠切。

《说文·疒部》

癡，不慧也，从疒，疑声。丑之切。

《说文》病候义疏

《说文·疒部》

疒，疒倚也。倚与疒音相近。人有疾痛也。也字《玉篇》有。象倚箸之形。横者直者相距。故曰象倚箸之形。或谓即床状墙戕之左旁。不知其音迥不相同也。女戹切。十六部。凡疒之属皆从疒。

《玉篇·疒部》："疒，女戹切。《说文》曰：'倚也，人有疾病也，象倚箸之形。'又音牀。疒，籀文。"

《说雅·释亲》："疒，疴也。"

《释名·释疾病》："疾病，疾，疾也，客气中人急疾也。"毕沅曰："今本作'疾病者'，《御览》作'疾病也'，俱无'疾疾'二字。案此书之例，凡两字为目，皆先总举，而后分释之，则疾病二字，当有。《御览》'疾病也'乃'疾疾也'之伪。下云'疾急'则上当云'疾也'，以下文例之可见，为参酌改正之。《说文》：疾，从疒，矢声。疒，倚也，人有疾病，象倚箸之形。"（出自《释名疏证补》，下不出注。）

《说文·疒部》

疾，疾病也。析言之则病为疾加，浑言之则疾亦病也。按经传多训为急也，速也。此引伸之义。如病之来多无期无迹也。止部曰：疌，疾也。从疒，矢声。矢能伤人，矢之去甚速，故从矢会意。声字疑衍。秦悉切。十二部。𤶜籀文疾。从廿者，古文疾也。从矢者，暂省也。廿古文。各本篆体作𤶾。是仍与小篆无异。今正。考窃篆下曰：廿，古文疾。童篆下曰：廿，古文以为疾。此廿为古文疾之明证。而《集韵》《类篇》皆曰，廿，古文疾。疢，籀文疾。此丁度所见不误之明证也。其曰籀文作暂又作𤶾者，乃当其时已有误本同今本。而因并入之，又伪古为籀也。

《玉篇·疒部》："疾，才粟切，患也，速也，《说文》曰：病也。瘵臧，古文。"

《尔雅·释诂上》："……病也。"郝懿行《义疏》："《释名》云：疾，疾也，客气中人急疾也。"（出自《尔雅义疏》，下不出注）

《释名·释疾病》："病，并也，与正气并在肤（古文膚）体中也。"毕沅曰："今本作'并与正气在肤体中也'。据《御览》引改。《说文》：'病，疾加也，从疒，丙声'。《檀弓》'曾子寝疾，病'，郑注云：'病谓疾困。'包咸注《论语》云：'疾甚曰病'，亦本康成。然对文则别，单言病亦与疾同。客氣，正氣之氣，本作气，说见前。人得元气以生，元气，正气也；客气，邪气也。以邪干正则生疾矣。膚，《说文》作臚，籀文作膚。肤体指一身而言，扁鹊之所谓腠理、血脉、肠胃、骨髓皆是。"

《说文·疒部》

痛，痛病也，从疒，甬声。他贡切。九部。

《玉篇·疒部》："痛，听，栋切，病也，伤也。"

《说文·疒部》

病，病疾加也。包咸注：疾甚。《论语》曰：曰病。从疒，丙声。皮命切。古音在十部。

《玉篇·疒部》："病，皮命切，疾甚也。《说文》曰：'疾加也。'"

《尔雅·释诂上》："……病也。"郝懿行《义疏》："病，并也，与正气并在肤体中也。"按古人疾病连言，病甚于疾，故《说文》训为'疾加'。《论语》郑注：'病，谓疾益困也。'包咸注：'疾甚曰病。'皆其义也。病与秉通，见《士冠礼》注。秉与柄通，见《周礼·鼓人》注。又与炳通，见《文选·与吴质书》注。盖炳柄，俱从丙，病亦丙声。凡声同者，字亦通也。"

《说文·疒部》

瘣，瘣病也，从疒，鬼声。胡罪切。十五部。诗曰：譬彼瘣木。今《小雅·小弁》作坏木。《传》曰：坏，瘣也。谓伤病也。《笺》云：犹内伤病之木内有疾。故无枝也。按疑今《毛传》坏瘣二字互伪。许及樊光所引皆作瘣木为是。一曰肿旁出也。此别一义。《释木》：瘣木，苻娄。郭云谓木病尫伛瘿肿无枝条。《考工》记：凡揉牙，外不廉而内不挫旁不肿。注：肿，瘣也。

《集韵·上声·十四贿》："魁瘣木枝节盘结也。"

《说文·疒部》

疴，疴病也。《洪范五行传》郑注同。从疒，可声。乌何切。十七部。《五行传》曰：时即有口疴。《五行传》者，伏生《洪范五行传》也。言之不从，是谓不义，时则有口舌之疴。

《玉篇·疒部》："疴，于何切，病也。痾，同上。"

《吕氏春秋·先识览·知接》："常之巫审于死生，能去苛病。"

《吕氏春秋·审分览·审分》："恶气苛疾无自至。"

《素问·至真要大论》："动则苛疾起。"

《素问·四气调神大论》："从之则苛疾起。"

《素问·六元正纪大论》："暴过不生，苛疾不起。"

《广雅·释诂》："痾者，《说文》：'疴，病也。'引《五行传》曰：'时即有口疴。'《汉书·五行志》云：'痾，病貌也。'《管子·小问篇》：'除君苛疾。'痾苛并与疴同。"（选自《广雅疏证》，下不出注。）

《说文·疒部》

痡，痡病也。《释诂》《毛传》同。从疒，甫声。普切。五胡部。诗曰：我仆痡矣。《周南·卷耳》文。

《玉篇·疒部》："痡，芳俱、普胡二切，病也。《诗》云：'我仆痡矣'。"

《尔雅·释诂上》："痡，病也。"郝懿行《义疏》："痡，瘏者，《说文》并云：'病也'。《诗·卷耳》及《鸱鸮传》同。痡通作铺，《尔雅》释文：'痡，《诗》作铺'，《诗》释文：'痡，本又作铺'。'淮夷来铺'，'沦胥以铺'，《毛传》及王肃并云：'铺，病也。'《后汉书·蔡邕传》注引《释诗》作'勋胥以痛'。云：'痛，病也'。是痛铺通。"

《说文·疒部》

瘝，疒病也。释诂曰：瘝，病也。字亦作愍。从疒，堇声。巨斤切。

《玉篇·疒部》："瘝，渠谨切，病也。"

《说文·疒部》

瘵，疒病也。释诂曰：瘵，病也。《小雅·菀柳》《毛传》同。笺云：瘵，接也。则谓诗殄瘵为际也。从疒。祭声。侧介切。十五部。

《玉篇·疒部》："瘵，侧界切，病也。"

《尔雅·释诂上》："瘵，病也"郝懿行《义疏》："瘵者，《说文》云：'病也。'《诗·菀柳》《瞻仰》《传》同。郭云：'今江东呼病曰瘵，东齐曰瘼者。'《一切经音义》十引《三苍》同，是郭所本也。通作际，《易》：'天际翔也。'释文引郑注：'际当为瘵。瘵，病也。'郑读瘵为际，故《诗》'无自瘵焉'，笺云'瘵，接也'，是亦读为交际之际。《尔雅》释文'瘵，侧界反'，《字林》'侧例反'，《诗》释文亦兼二音。盖瘵从祭声，故二读俱通矣。"

《说文·疒部》

瘼，疒病也。《小雅》曰：乱离瘼矣。《释诂·毛传》皆云：瘼，病也。《方言》曰：瘼，病也。东齐海岱之间曰瘼。从疒，莫声。慕各切。五部。

《玉篇·疒部》："瘼，谟洛切，病也。"

《急就篇》卷四："疟瘚瘀痛瘼温病。"颜师古注："瘼者，无名之病常漠漠然也。一曰齐人谓瘵病，曰瘼。"王应麟补注："瘵，病劣也。"《方言》："瘼，瘝病也。谓劳复。"《尔雅》："瘼，病也。注：江东呼病曰瘵，东齐曰瘼。"

《尔雅·释诂上》："瘼，病也。"郝懿行《义疏》："瘼者，《诗》

'乱离瘼矣。'瘼此下民传并云：'瘼，病也'。《方言》及《说文》同。通作莫，《文选·关中诗》及《为范尚书表》并云：'乱离斯莫'，李善注引《韩诗》作'莫'字，薛君曰：'莫，散也'，又'求民之莫'。《文选·齐故安陵昭王碑》注引作'求民之瘼'，云班固《汉书》引《诗》而为此'瘼'，按班所引亦必《三家诗》也。"

　　《方言》卷三："瘼，癁，病也。东齐海岱之间曰瘼，或曰癁，秦曰癙。"郭璞注："谓劳复也。"音义："瘼音莫，癙音谌。"钱绎笺疏"《说文》：'瘼，病也。'《释诂》同。郭注：'今江东呼病曰瘵，东齐曰瘼。'《众经音义》卷十引《三苍》同。《小雅·四月篇》《毛传》：'瘼，病也。'郑笺云：'今政乱国将有忧病者矣。'《大雅·桑柔篇》《毛传》：'瘼，病也'。癁，通作癁。《广雅》：'癁，癙也。'《广韵》引《音谱》，癁病，重发也。'《玉篇》：'癁，扶又切，劳也，再病也。'字亦作复，张机《伤寒论》有大病差后劳复治法。癁，复，并与复同……按曹宪正音谌，并与宋本合，今从之。《玉篇》：'癙，是箴切，瘦病也。'《广韵》'癙，腹内故病也。'"

　　《说文·疒部》
　　痕，癏病也。从疒，员声。王问切。十三部。
　　《玉篇·疒部》："痕，尤问，尤粉二切，病也。"

　　《说文·疒部》
　　疝，疝病也，从疒，出声。五忽切。十五部。
　　《玉篇·疒部》："疝，鱼没切，病也，又断也。"

　　《说文·疒部》
　　疵，疵病也。古亦段玼为之。从疒，此声。疾咨切。十六部。《广韵》疾移切，是也。
　　《玉篇·疒部》："疵，疾资切，病也，亦瑕疵。"
　　《灵枢·痈疽》："发于胁，名曰败疵。败疵者，女子之病也，灸之，其病大痈脓，治之，其中乃有生肉，大如赤小豆，到薓翘草根各一升，以水一斗六升煮之，竭为取三升，则强饮厚衣，坐于釜上，令汗出至足，已。"

《尔雅·释诂上》："疧病也。"郝懿行《义疏》："疧者，《说文》云：'病也'。《礼运》云：'是谓疧国'。《庄子·逍遥游》篇：'使物不疧疬'。疧皆训病。《书》云：'知我国有疧'，马融注：'疧，瑕也。'瑕亦病也。通作告，《汉书·翟义传》云：'固知我国有告灾?'《集注》：'告，病也。'又通作訾，《檀弓》云：'亦非礼之訾也。'郑注'訾，病也'。又通作痡。《一切经音义》二云：'疧，古文痡同'。《说文》云：'痡，瑕也。'瑕，《玉篇》作'瘕'。是'瘕''瑕''疧''痡'，俱字异音义同。"

《说文·疒部》

痡，𤺄病也。《周南·卷耳》曰：我马痡矣。《释诂》《毛传》皆曰：痡，病也。《幽风》《鸱鸮传》同。从疒，者声。同都切。五部。诗曰：我马痡矣。

《尔雅·释诂上》："痡瘏者，病也。"郝懿行《义疏》："痡瘏者，《说文》并云'病也'。……瘏通作屠，《广雅》云'屠，坏也'，坏与病义近。《尔雅》释文'瘏，《诗》作屠'，《卷耳》及《鸱鸮》释文'瘏，本又作屠'，是屠瘏通。《诗》正义引孙炎曰：'痡，人疲不能行之病；瘏，马疲不能进之病也。'此盖望文生训。知不然者，《鸱鸮诗》言'予口卒瘏'，彼非马病，故知此亦人病之通名耳。"

《说文·疒部》

疭，𤺺病也，从疒，从声。将容切。九部。按《广韵》《集韵》将容切内皆不收此字。盖与瘛疭为二病。

《玉篇·疒部》："疭，子用切，病也。又瘛疭小儿病。"

《说雅·释亲》："瘛，小儿瘛疭病也。按许书无瘛疭。疭即掣纵也。"

《说文·疒部》

瘨，<small>膮</small>头痛也，从疒，或声。吁逼切。一部。读若沟洫之洫。按洫声在十二部。或声在一部。然《毛诗》洫作淢。古文阈作闄。是合音之理也。

《说雅·释亲》："痏，瘨，头痛也。

《说文·疒部》

痟，<small>膆</small>酸痟逗。头痛也。《周礼·疾医》：春时有痟首疾。注云：痟，酸削也，首疾，头痛也。疏曰：春时阳气将盛，惟金沴木，故有痟首之疾。从疒，肖声。相邀切。二部。《周礼》曰：春时有痟首疾。

《玉篇·疒部》："痟，思燋切，痟渴病也。"

《广雅·释诂》卷一上："瘯者，《玉篇》'瘯，痠瘯也'，《广韵》：'痠瘯，疼痛也。'《周崖·疾医》'春时有痟首疾'，郑泣云：'痟，酸削也。'酸削犹痠瘯，语之转耳。"

《说雅·释亲》："痟瘨，头痛也。"

《集韵·平声一·五支》："瘯，《博雅》：'病也。'一曰痠瘯，痌楚。"

《说文·疒部》

疕，<small>厎</small>头疡也。《周礼·医师》：凡邦之有疾病疕疡者造焉，则使医分而治之。注云：疕，头疡。亦谓秃也。从疒，匕声。卑履切。十五部。

《玉篇·疒部》："疕，补履切，头疡也。"

《说文·疒部》

疡，<small>膓</small>头创也。按头字盖滕。上文疕下曰头疡，则见疡不专在头矣。郑注《周礼》云：身伤曰疡，以别于头疡曰疕。许则叠韵为训，疕得评疡，他疡不得评疕也。《檀弓》曰：居丧之礼，身有疡则浴。从疒，易声。与章切。十部。《鲁颂》假疡为扬。

《庄子·天地》："有虞氏之药疡也。"成生英疏："疡，头疮也。"

《说文·疒部》

痒，疡痒也。《小雅》：瘨忧以痒。《传》曰：瘨，痒，皆病也。《释诂》亦曰：痒，病也。按今字以痒为瘇字。非也。瘇之正字说文作蛘。从疒，羊声。似阳切。十部。

《玉篇·疒部》："痒，馀两切，痛痒也。《说文》曰：'疡也。'瘖同上。"

《广雅·释诂》卷一上："痒者，《尔雅》：'痒，病也。'舍人注云：'心忧悆之病也。'《小雅·正月篇》：'瘨忧以痒。'《大雅·桑柔篇》'稼穑卒痒'，《毛传》郑笺并与《尔雅》同。"

《说文·疒部》

疕，瘏目病。一曰恶气箸身也。一曰蚀创。凡三义，蚀者败创也。从疒，马声。莫驾切。古音在五部。

《玉篇·疒部》："疕，莫怕切，牛马病。《说文》云'目病'，一曰恶气箸身。一曰蚀创也。"

《金匮要略·妇人杂病》："少阴脉滑而数者，阴中即生疮，阴中蚀疮烂者，狼牙汤洗之。"

《金匮要略·百合狐惑阴阳毒病》："蚀于肛者，雄黄熏之。"

《说文·疒部》

病，瘑口呙也。《口部》曰：呙，口戾不正也。此亦叠韵为训。从疒，为声。韦委切。古音在十七部。

《灵枢·经筋》："颊筋有寒，则急引颊移口，有热则筋弛纵缓，不胜收，故僻，治之以马膏，膏其急者，以白酒和桂，以涂其缓者，以桑钩钩之，即以生桑灰置之坎中，高下以坐等，以膏熨急颊，且饮美酒，噉美炙肉，不饮酒者，自强也，为之三拊而已。"

《说雅·释亲》"呙，口戾不正也。"

《说文·疒部》

疚，疖病也。《广韵》云：疮裹空也。今义也。从疒，夬声。古穴切。五十部。

《龙龛手镜·疒部·入声》："痎俗痎。正音血，疮裹空也。又古穴反三。"

《说文·疒部》

瘖，禧不能言也。从疒，音声。于今切。七部。

《素问·奇病论》："黄帝问曰：人有重身，九月而瘖，此为何也？岐伯对曰：胞之络脉绝也。帝曰：何以言之？岐伯曰：胞络者系于肾，少阴之脉，贯肾系舌本，故不能言。帝曰：络之奈何？岐伯曰：无治也，当十月复。"

《素问·脉解》："太阳……所谓入中为瘖者，阳盛已衰，故为瘖也。"

《玉篇·疒部》："瘖，于深切，不能言。"

《释名·释疾病》："瘖，唵然无声也。"毕沅曰："《说文》：'瘖，不能言也，从疒，音声。''唵'字，《玉篇》：'唵，含也。'此似当作气息奄奄之奄。先谦曰：吴校'瘖'下有'唵也'二字。"

《说文·疒部》

瘿，癭颈瘤也。下文云：瘤肿也。此以颈瘤与颈肿别言者，颈瘤则如囊者也；颈肿则谓暂时肿胀之疾。故异其辞。《释名》曰：瘿，婴也。婴在颈缨理之中也。青徐谓之脰。《博物志》曰：山居多瘿，饮水之不流者也。凡楠树树根赘肬甚大。析之，中有山川花木之文，可为器械。《吴都赋》所谓楠瘤之木。三国张昭作《楠瘤枕赋》。今人谓之瘿木是也。瘿木俗作影木。楠瘤俗本作楠榴。皆误字耳。从疒，婴声。于郢切。十一部。

《玉篇·疒部》："瘿，于郢切，颈肿也。"

《灵枢·经脉》："胆足少阳之脉……马刀侠瘿。"

《广雅·释诂》卷一上："瘿者，《说文》：'瘿，颈瘤也。'《西山经》云'食之已瘿'，《吕氏春秋·尽数篇》：'轻水所多秃与瘿人'。高诱注云：'瘿，咽瘿也。'《释名》：'瘿，婴也，在颈婴喉也。'"

《广韵·上声·四十静》："瘿，瘤也。《博物志》云：'山居之人，多瘿疾。'"

《说文·疒部》

瘰，癗颈肿也。《淮南·说山训》：鸡头已瘰。高注：瘰颈肿疾也，鸡头水中芡也。错本作头肿。盖浅人恐与颈瘤不别而改之。肿，痈也。颈肿即《释名》之痈喉。从疒，娄声。力豆切。四部。

《灵枢·经筋》："手太阳之筋……颈筋急，则为筋瘰，颈肿寒热在颈者。"

《淮南子·说山训》："鸡头已瘰。"

《玉篇·疒部》："瘰，力断切，疮也。"

《说文·疒部》

疢，痏颤也。与页部颎、庉音义同。从疒，又声。于救切。古音在一部。

《玉篇·疒部》："疢，尤呪切，头摇也，与颎同。"

《说文通训定声·韵·又》："疢，疣，颤也，从疒，又声。《说文》'颎'篆下有或疣，从疒，尤声，按当为疢之或体，今移于此。字亦作疛。《集韵》引《广雅》：'疛，病也。'（转注）《吕览·尽数》'处腹则为张为疛'，注'跳动，腹疾'。"

《龙龛手镜·疒部·去声》："疢，音又，颤疢也，又病也，颤音战。"

《说文·疒部》

瘀，痏积血也。血积于中之病也。《九辩》曰：形销铄而瘀伤。从疒，于声。依据切。五部。

《淮南子·说山训》："虴，散积血。"

《急就篇》卷四："疟，瘀瘀痈瘘，温病。"颜师古注："瘀，积血之病也。"王应麟补注："《太玄》'为疾瘀'，《九辩》云'形销铄而瘀伤'。注'瘀，血败也'。"

《广雅·释诂》卷一上："《淮南子·说山训》云：'虴散积血。'"

《说文·疒部》

疝，疝腹痛也。《释名》曰：心痛曰疝。疝，诜也。气诜诜然上而痛也。阴肿曰𤻩，气下𤻩也。又曰：疝亦言诜也。诜诜引小腹急痛也。从疒，山声。所晏切。十四部。

《素问·大奇论》："肾脉大急沉，肝脉大急沉，皆为疝。"王冰注："疝者，寒气结聚之所为也。"

《急就篇》卷四："疝瘕癫疾狂，失响。"颜师古注："疝，腹中气疾上下引也。"王应麟补注："《说文》'肠痛'，《艺文志》有'疝方'。《仓公传》：齐郎中令帝病诊曰：涌疝，项处病诊曰：牡疝。"

《素问·骨空论》："任脉为病，男子内结七疝，女子带下瘕聚。"

《广雅·释诂》卷一上："疝者，《说文》：'疝，肠痛也。'《素问·长刺节论》云：'病在少腹，腹痛不得大小便，病名曰疝。'《释名》：'心痛曰疝。'疝，诜也，气诜诜然。上而痛也。阴肿曰疝，亦言诜也，诜诜引小腹急痛也。"

《说文·疒部》

疛，疛小腹病。小当作心，字之误也。隶书心或作小，因伪为小耳。《玉篇》云：疛，心腹疾也。仍古本也。《小雅》曰：我心忧伤，怒焉如捣。《传》曰：捣，心疾也。释文捣本或作疛。《韩诗》作疛，义同。按疛其正字，疛其或体。捣其讹字也。《玉篇》引《吕氏春秋》曰：身尽疛肿。今本《吕览》作身尽府肿。二字皆误。高诱曰：疛，腹疾也。从疒。疛省声。陟柳切。三部。诗音义除又切。

《金匮要略·痰饮咳嗽病》："水在心，心下坚筑，短气，恶水不欲饮。"

《龙龛手镜·疒部·去声》："疛或作疛，正直又反，心腹病也，又音例二。"

《广韵·入声·一屋》："筑，捣也。"

《说雅·释亲》："筑，捣也。捣，筑也。"

《说文·疒部》

癥，癥满也。《毛诗》传曰：不醉而怒曰癥。然则癥谓气满。癥举形声包会意也。

从疒。㿅声。平秘切。十五部。

《玉篇·疒部》："癏，匹备切。气满也。《说文》作'癟'，音备。癏，《说文》癟。"

《说文·疒部》

府，𤴚俛病也。《方言》曰：短东阳之间谓之府。按俛者多庳。《方言》与许义相近。从疒，付声。方榘切。四部。

《玉篇·疒部》："府，附俱，夫禹二切，肿也，俛病也。"

《广雅·释诂》卷一上："府（当作"府"）者，《玉篇》：'府，附俱，扶禹二切，肿也。'《西山经》'可以已胕'。郭璞注云：'治胕肿也。'《素问·水热穴论》云：'胕肿者，聚水而生病也。'《吕氏春秋·情欲篇》云：'身尽府种。'府、胕、府并通。《集韵》引《广雅》：'府，病也。'今本脱'府'字。"

《说文·疒部》

疴，𤵁曲胫也。《玉部·玖下》曰：读若人句脊之句。二句字皆疴之误也。从疒，句声。其俱切。古音读如苟。在四部。

《玉篇·疒部》："疴，渠俱切，曲脊也。"

《庄子·达生篇》："仲尼适楚，出于林中，见疴偻者承蜩，犹掇之也。"

《类篇·疒部》："疴，其俱切。《说文》：曲脊，又泰于切，又委羽切，偻也。伛或作疴。又郡羽切，疴偻，身曲病。"

《说文·疒部》

瘚，𤶄屰气也。《释名》曰：厥逆气。从下屰起，行入心胁也。高诱《吕览》注曰：屰逆寒疾也。从疒，从屰欠。欠犹气也。居月切。十五部。𣤶，瘚或省疒。厂部厥用为声。

《素问·大奇论》："脉至如喘，名曰暴厥，暴厥者不知与人言。"

《素问·调经论》："血之与气，并走于上，则为大厥，厥则暴死，气复反则生，不反则死。"

《素问·缪刺论》："邪客于手足少阴太阴足阳明之络，此五络皆会于耳中，上络左角，五络俱竭，令人身脉皆动，而形无知也，其状若尸，或曰尸厥。"

《急就篇》卷四："疟瘕瘀痛瘘温病"。颜师古注："瘕者，气从下起上行叉心胁也。"

《说文·疒部》

瘈，𤸪气不定也。《心部》曰：悸心动也。义相近。《玉篇》曰：瘈亦作悸。从疒，季声。其季切。十五部。

《玉篇·疒部》："瘈，瓊季切，气不定也，心动也，亦作悸。"

《玉篇·心部》："悸，其季切，心动也。"

《伤寒论·辨太阳病》："伤寒，脉结代，心动悸，炙甘草汤主之。"

《龙龛手镜·疒部·去声》："瘈，其季反，病中恐也。"

《广雅·释诂》卷一云："瘈者，《说文》'瘈，气不定也'。《汉书·田延年传》：'使我至今病悸。'韦昭注云：'心中喘息曰悸。'悸与瘈通。《说文》'悸，心动也。'义亦相近。"

痱，𤹪风病也。非风双声。《释诂》曰：痱，病也。郭注见诗。按《小雅》：百卉具腓。李善注《文选》戏马台诗云：《韩诗》云：百卉具腓。薛君曰：腓，变也。毛苌曰：痱，病也。今本作腓。据李则《毛诗》本作痱，与《释诂》合。从疒，非声。蒲罪切。十五部。按当扶非切。亦作瘫。

《灵枢·热病》："痱之为病也，身无痛者，四肢不收，智乱不甚，其言微和，可治；甚则不能言，不可治也。"

《素问·脉解篇》："内夺而厥，则为瘖俳，此肾虚也。"

《尔雅·释诂上》："痱，病也"。郝懿行《义疏》："痱者，《说文》云：'风病也。'从非声，释文引《说文》：'蒲恺反者。'按询注《本草》说虾蟆云：'此是腹大皮上多痱瘟者是也。'《一切经音义》二部五引《字略》云：'痱瘟，小肿也。'通作腓，《诗》'百卉俱腓'，《毛

传》：'胇，病也。'释文引《韩诗》云'变也'。变病义近，声又相
转。《文选》"戏马台诗"注引《毛诗》作'痱'，今本作'胇'。《玉
篇》引《诗》正作'百卉具痱'，可知胇古本作痱矣"。（作者按：《义
疏》引"痱癗""痱瘰"之字，皆与此"痱病"无涉。）

《玉篇·疒部》："痱，扶非步罪二切，风病也，《诗》云：'百卉具
痱。'瘋，同上。"

《广韵·上平声·八微》："瘋，风瘋病也。痱，上同。"

《素问·脉解》："所谓入中为瘖者，阳盛已衰，故为瘖也。内夺而
厥，则为瘖俳，此肾虚也。少阴不至者，厥也。"王冰注："阳气盛，
入中而薄于胞肾，则胞络肾络气不通，故瘖也，胞之脉系于肾，肾交脉
侠舌本，故瘖不能言也"。"俳，废也，肾之脉与冲脉并出于气街……
入足下，故肾气内夺而不顺，则舌瘖足废，故云此肾虚也"。"少阴，
肾脉也。若肾气内脱，则少阴脉不至也。山阴之脉不至，是则太阴之气
逆上而行也"。

《太素·经脉病解》："所谓人中为瘖者，阳气已衰，故为瘖，内夺
而厥，则为瘖痱，此肾虚也。少阴不至，少阴不至者厥也"。杨上善注：
"太阳之气中伤人者，即阳大盛，盛已顿衰，故为瘖也。瘖，不能言
也。""阳气外衰，故但为瘖也，左肾气内虚夺而厥者，则为瘖痱，音
肥，风病不能言也，谓四支不用，瘖不能言，心无所知，甚者死，轻者
生，可疗也。""少阴，肾脉也。足少阴脉不通，则血气不资于肾，故
厥为瘖痱也。"

《灵枢·热病》："痱之为病也，身无痛者，四肢不收，智乱不甚，
其言微知，可治。甚则不能言，不可治也。"杨上善《太素·热病说》
注："痱，扶非反，风病也。痱风之状，凡有四别，身无痛处一也；四
支不收二也；神智错乱三也；不能言四也。具此四者，病甚不可疗也。
身虽无痛，四支不收，然神不乱，又少能言，此可疗也。"

《灵枢·刺节真邪》："大风在身，血脉偏虚，虚者不足，实者有
余，轻重不得，倾侧宛伏，不知东西，不知南北，乍上乍下，乍反乍
复，颠倒无常，甚于迷惑。"杨上善《太素·五节刺》注："大风，谓
是痱风等病也。""心无知也。""志昏性失也。"

《说文·疒部》

瘤，瘤肿也。《释名》曰：瘤，流也。流聚而生肿也。从疒，留声。力求切。三部。

《灵枢·刺节真邪》："有所疾前筋，筋屈不得伸，邪气居其间而不反，发于筋溜。有所结，气归之，卫气留之，不得反，津液久留，合而为肠溜；久者数岁乃成，以手按之柔。已有所结，气归之，津液留之，邪气中之，凝结日以易甚，连以聚居，为昔瘤。"

《庄子·至乐》："俄而柳生其左肘。"柳，借作"瘤"。释文："肘，竹九反，司马本作胕，音跗，云：'胕，足上也。'"

《广雅·释诂》卷一上："瘤者，《说文》'瘤，肿也'。《释名》'瘤，流也，血流聚所生瘤肿也'。"

《说文·疒部》

痤，痤小肿也。《玉篇》曰：疖也。从疒，坐声。昨禾切。十七部。《春秋》经：宋公杀其世子痤，是此字。三传同。以隐疾名子也。一曰族累病。《左传》曰：牲不疾瘯蠡。瘯者族之俗。蠡与累同部。杜注以皮毛无疥癣释之。按季良以民力溥存释传，以硕大蕃滋释硕，以不疾瘯蠡释肥，以备腯咸有释腯。释文云：《说文》蠡作瘰。云瘯瘰，皮肥也。此《说文》二字有讹。当是别本作瘰。注云不疾瘯瘰，皮肥也。夺不疾二字。

《素问·生气通天论》："汗出见湿，乃生痤疿。……劳汗当风，寒薄为皶，郁乃痤。"

《说雅·释亲》："痤，族累也。""痤，小肿也。"

《说文·疒部》

疽，疽久痈也。《后汉书·刘焉传》注，玄应《一切经音义》皆引久痈。与小徐合。痈久而溃沮洁然也。从疒，且声。七余切。五部。

《灵枢·痈疽》："何谓疽？岐伯曰：热气淳盛，下陷肌肤，筋髓枯，内连五藏，血气竭，当其痈下，筋骨良肉皆无余，故命曰疽。疽者，上之皮夭以坚，上如牛领之皮。"

《说文·疒部》

癧，癧痈也。从疒，麗声。郎计切。十六部。一曰瘦黑。读若隶。

《玉篇·疒部》："癧，力计力翅二切，痈也，一曰瘦黑也。"

《说文·疒部》

痈，痈肿也。肉部曰：肿，痈也。按肿之本义谓痈。引伸之为凡墳起之名。如上文瘤、肿也。痤，小肿也，则非谓痈也。《释名》曰：痈壅也。气壅否结里而溃也。从疒，用声。于容切。九部。

《灵枢·痈疽》："营卫稽留于经脉之中，则血泣而不行，不行则卫气从之而不通，壅遏而不得行，故热。大热不止，热胜则肉腐，肉腐则为脓，然不能陷，骨髓不为焦枯，五藏不为伤，故命曰痈……痈者，其皮上薄以泽。"

《说文·疒部》

癣，癣乾疡也。乾音干，疡之乾者也。《释名》曰，癣徙也。浸淫移徙处曰广也。故青徐谓癣为徙也。从疒，鲜声。息浅切。十四部。

《玉篇·疒部》："癣，思践切，乾疡也。"

《释名·释疾病》毕沅注："《一切经音义》引此作'瘕，徙也'讹。《说文》无'瘕'字。"

《广雅·释诂》卷一上："癣者，《说文》：'癣，乾疡也。'《吴语》'譬诸疾，疥癣也'，《史记·越世家》作'瘕'同。"

《说文·疒部》

疥，疥搔也。搔音苏到切。疥急于搔，因谓之搔。俗作瘙，或作瘺。苏到切。今四川人语如此。《礼记》释文引《说文》疥，瘙疡也。《文选·登徒子好色赋》注引疥，瘙也。皆以俗字改正字耳。《后汉书·乌桓传》曰：手足之蚧搔。章怀音新到反。蚧同疥。《释名》曰：疥，齘也。痒搔之齿颊齘也。从疒，介声。古拜切。十六部。

《玉篇·疒部》："疥，公薤切，瘙也。"

《礼记·月令》："仲冬……行春令，则蝗虫为败……水泉咸竭，大火为旱。民多疥疠。"

《说文·疒部》

痂，<small>痂</small>疥也。按：痂本谓疥，后人乃谓疮所蜕鳞为痂。此古义今义之不同也。盖疮鳞可曰介。介与痂双声之故耳。《南史》刘邕嗜食疮痂。谓有蝮鱼味。从疒，加声。古牙切。十七部。

《灵枢·经脉》："手太阳之别，名曰支正，……虚者生肬，小者如指痂疥。"

《玉篇·疒部》："痂，古瑕切，疮疥也。"

《龙龛手镜·疒部》："痂，音加，疮痂也。"

《说文·疒部》

瘕，<small>瘕</small>女病也。按女字必是衍字。《诗》：厉假不瑕。笺云：厉假，皆病也。《正义》引《说文》：疠疫病也。或作癞瘕病也。是唐初本无女字也。《仓公传》曰：潘满如小腹痛。臣意诊其脉曰：遗积瘕也。女子薄吾病甚。臣意诊其脉曰：蛲瘕也。瘕盖腹中病。从疒，叚声。乎加切。《玉篇》曰：《说文》本音遐。《史记索隐》亦曰：旧音遐。按古音在五部。〇钱氏大昕曰：《唐公房碑》疠蛊不遐。即郑笺之疠瘕不瑕也。

《素问·大奇论》："肾脉小急，肝脉小急，心脉小急，不鼓皆为瘕。""三阳急为瘕"。

《玉篇·疒部》："瘕，公遐公作二切，久病也，腹中病也。《说文》本音遐。"

《急就篇》卷四："疝瘕癫疾狂失响。"颜师古注："瘕，癥也。"王应麟补注："《说文》：'女病也。'《仓公传》：潘满如病诊曰'遗积瘕'，临菑女子薄吾'蛲瘕'。《广韵》'久病腹内'。"

《龙龛手镜·疒部》："瘕，家、贾、嫁三音，腹内久病也。"

《广雅·释诂》卷一上"疻者，《说文》：疻，瘕病也。瘕，女病也，疻之音秭也，下文云：秭，积也。"

《尔雅·释诂上》："疵（原误作'瘕'，今改），病也。"郝懿行《义疏》："疵……又通作疻，《一切经音义》二云：'疻，古文疵同。'《说文》云：'疵，瑕也。'瑕，《玉篇》作'瘕'。是'瘕''瑕''疵'，

'痎'，俱字异音义同。"

《说文·疒部》

疠，^癘恶疾也。按古义谓恶病包内外言之。今义别制癞字，训为恶疮。训疠为疠疫。古多借厉为疠。《公羊传》作痢。何注云：痢者民疾疫也。《大戴礼》及《公羊》何注说七出皆云：恶疾出。何休曰：恶疾弃者不可以奉宗庙也。《论语》伯牛有疾。苞氏曰：牛有恶疾；不欲见人。故孔子从牖执其手也。《韩诗》曰：芣苢，伤夫有恶疾。薛君曰：芣苢，泽泻也，臭恶之草。《诗》人伤其君子有恶疾，人道不通，求己不得，发愤而作，以事兴。芣苢虽臭恶乎，我犹采采而不已者。以兴君子虽有恶疾，我犹守而不离去也。从疒，蠆省声。按大徐厉作蛊。不误。洛带切。十五部。

《素问·风论》："疠者，有荣气热胕，其气不清，故使其鼻柱坏而色败，皮肤疡溃，风寒客于脉而不去，名曰疠风，或名曰寒热。"

《素问·脉要精微论》："脉风成为疠。"

《灵枢·四时气》："疠风者，素刺其肿上，已刺，以锐针针其处，按出其恶气，肿尽乃止，常食方食，无食他食。"

《淮南子·精神训》："癫者趋不变，狂者形不亏，神将有所远徙，孰暇知其所为。"

《金匮要略·水气病》："痒为泄风，久为痂癞。"

《庄子·天地》："厉之人，夜半生其子，遽取火而视之，汲汲然唯恐其似己也。"

《周礼·天官冢宰下医师》："疾医，掌养万民之疾病，四时皆有疠疾，春时有瘠首疾，夏时有痒疥疾，秋时有疟寒疾，冬时有嗽上气疾。"郑玄注："疠气，气不和之疾。"

《玉篇·疒部》："疠，力誓切，疫气也。《说文》：本力大切，恶病也。"

《说文·疒部》

疟，^瘧寒热休作病。谓寒与热一休一作相代也。《释名》曰：疟酷虐也。凡疾或寒或热耳，而此疾先寒后热，两疾似酷虐者。《周礼》曰：秋时有疟寒疾。从疒虐，虐亦声。鱼约切。二部。

《素问·疟论》："黄帝问曰：夫痎疟皆生于风，其蓄作有时者，何也？岐伯对曰：疟之始发也，先起于毫毛，伸欠乃作，寒慄鼓颔，腰脊俱痛，寒去则内外皆热，头痛如破，渴欲冷饮。帝曰：何气使然，愿闻其道。岐伯曰：阴阳上下交争，虚实更作，阴阳相移也。阳并于阴，则阴实而阳虚，阳明虚则寒慄鼓颔也；巨阳虚则腰背头项痛；三阳俱虚则阴气胜，阴气胜则骨寒而痛；寒生于内，故中外皆寒。阳盛明外热，阴虚则内热，外内皆热，则喘而渴，故欲冷饮也。"

《说文·疒部》

痁，肬有热疟。有热无寒之疟也。从疒，占声。失廉切。七部。《春秋》传曰：齐侯疥，遂痁。《左传·昭二十年》文。按梁元帝及袁狎、颜之推欲改疥为痎。所谓无事而自扰也。陆氏德明既辨之矣。

《素问·疟论》："其但热而不寒者，阴气先绝，阳气独发，则少气烦宽，手足热而欲呕，名曰瘅疟。"

《说文·疒部》

痎，痳二日一发疟也。今人谓间二日一发为大疟。颜之推云：两日一发之疟。今北方犹呼痎疟。音皆。从疒，亥声。古谐切。古音在一部。

《素问·疟论》："夫痎疟皆生于风"之"痎疟"与《说文》"二日一发疟"之"痎疟"异义。《疟论》："帝曰：其间日而作者，何也？岐伯曰：其气之舍深，内薄于阴，阳气独发，阴邪内著，阴与阳争不得出，是以间日而作也。"正是《说文》"痎疟"也，又作"瘖疟"。

《说文·疒部》

痳，痳疝病也。《释名》曰：淋懔也，小便难懔懔也。按痳篆不与疝伍者，以有疝痛而不痳者也。从疒，林声。力寻切。七部。

《金匮要略·消渴小便利淋病》："淋之为病，小便如粟状，小腹弦急，痛引脐中。"

《玉篇·疒部》："痳，力金切，小便难也。"

《龙龛手镜·疒部》："瘷，音林，瘷历病也。"

《说文·疒部》

痿，<small>痿痹也。如淳曰。痿音踒跛弩。病两足不能相过曰痿。张揖曰：痿不能行。师古曰：踒跛，弩名。见《晋令》，烦蘂二音。按古多痿痹联言。因痹而痿也。《素问》曰：有渐于湿，肌肉濡溃，痹而不仁，发为肉痿。</small>从疒，委声。<small>儒佳切。古音在十六部。《玉篇》曰：《说文》音蘂。</small>

《玉篇·疒部》："痿，于危切，不能行也，痹湿病也。《说文》音蘂。"

《灵枢·九宫八风》："犯其两湿之地，则为痿。"

《急就篇》卷四："痛疽癣疥痿痹痕。"颜师古注："痿，不能行也……一曰痿，偏枯也。"王应麟补注："汉韩玉信曰：'如痿人不忘起。'衰帝痿痹。注：'两足不能相过曰痿。'"

《龙龛手镜·疒部·平声》："痿，于为反，痿黄痹湿病也。"

《说文·疒部》

痹，<small>痹湿病也。《素问》《痹论》《痿论》各为篇。岐伯曰：风寒湿三气杂至，合而为痹也。</small>从疒，畀声。<small>必至切。十五部。</small>

《玉篇·疒部》："痹，毕利切，湿病也。"

《急就篇》卷四："痛疽癣痿痹痕。"颜师古注"痹，风湿不仁也"，王应麟补注："《说文》《广韵》：痹，湿病。湿则营卫气不至而顽痹。《艺文志》注'痹，风湿病'。"

《素问·痹论》："风寒湿三气杂至，合而为痹也。"

《龙龛手镜·疒部·去声》："疕（俗）痹（俗）痹（今），必至反，脚湿冷病也。"

《广韵·去声·六至》："痹，脚冷湿病，必至切。"

《说文·疒部》

痹，<small>痹足气不至也。《玉篇》云：足气不至转筋也。</small>从疒，畢声。<small>毗至二切。</small>

十一部。

《玉篇·疒部》："瘒，脾至切，足气不至转筋也。"

《广韵·上平声·二十文》："瘻，瘒也。"

《广韵·去声·六至》："瘒，足气不生。"

《龙龛手镜·疒部·去声》："瘝（俗）瘒（正），毗至反，脚瘒病也。"

《说文·疒部》

瘃，痛中寒瘃。《赵充国传》：手足皲瘃。文颖曰：瘃寒创也。按肿瘃者，肿而肉中硬如果中有瘃也。瘃核今字。从疒，豖声。陟玉切。三部。

《玉篇·疒部》："瘃，陟玉切，手足中寒疮也。瘝，同上。"

《广雅·释诂》卷一上："瘃，创也。"王念孙《疏证》："《汉书·赵充国传》：'将军士寒，手足皲瘃，文颖注云：瘃，寒创也。'"

《说文·疒部》

痛，痛半枯也。《尚书大传》，禹其跳汤偏。其跳者，踦也。郑注云：其发声也。踦，步足不能相过也。偏者枯也。注言汤体半小偏枯也。按偏即痛字之叚借。痛之言偏也。从疒，扁声。匹连切。十一部。

《素问·生气通天论》："汗出偏沮，使人偏枯。"

《灵枢·热病》："偏枯，身偏不用而痛，言不变，志不乱，病在分腠之间，巨针取之，益其不足，损其有余，乃可复也。"

《灵枢·九宫八风》："其有三虚而偏，中于邪风，则为击仆偏枯矣。"

《庄子·齐物论》："民湿寝则腰疾偏死。"

《说文·疒部》

瘞，瘞跛病也。《广韵》曰：瘞短气也。此今义也。从疒，盍声。读若胁又读若掩。乌盍切。八部。

《素问·脉解》："太阳……病偏虚为跛者，正月阳气冻解，地气而出也，所谓偏虚者，冬寒颇有不足者，故偏虚为跛也。"

《素问·通评虚实论》："蹞跛，寒风湿之病也。"

《说文·疒部》

疧，疧疧痏，逗。殴伤也。疧痏二字各本无。依全书通例补。《汉书·薛宣传》廷尉引传曰：遇人不以义而见疧者，与痏人之罪钧。恶不直也。应劭曰：以杖手殴击人，剥其皮肤。起青黑而无创瘢者，律谓疧痏。按此应注讹脱。《急就篇》颜注云：殴人皮肤肿起曰疧，殴伤曰痏。盖应注律谓疧下夺去六字。当作其有创瘢者谓痏。《文选》嵇康诗：焄若创痏。李善引《说文》：痏，瘢也。正与应语合。皆本汉律也。疧轻痏重。遇人不以义而见疧，罪与痏人等。是疧人者轻论。见痏者重论。故曰恶不直也。创瘢谓皮破血流。从疒，只声。诸氏切。十六部。

《玉篇·疒部》："疧，之移之氏二切，殴伤也。"
《集韵·平声一·六脂》："疧，积血肿也。"

《说文·疒部》

痏，痏疧痏也。按依许全书之例。则疧下云疧痏，殴伤也。此但云疧痏也。而义已足。此等往往为浅人妄删。致文理不可读矣。或曰依应仲远则疧痏异事。何为合之也。曰：应析言之。许浑言之。许曰殴伤，则固兼无创瘢，有创瘢者言之。《文选》注引《仓颉篇》：痏，殴伤也。与许正合。从疒，有声。荣美切。古音在一部。一曰痏，逗。瘢也。据《文选》嵇康诗注补此五字。此析言之。与应劭引律合。

《玉篇·疒部》："痏，胡轨切，疧痏，又疮也。"
《素问·缪刺论》："以月死生为数，用针者，随气盛衰以为痏数，针过其日数则脱气，不及日数则气不泻……月生一日一痏，二日二痏，渐多之，十五日十五痏，十六日十四痏，渐少之。"

《说文·疒部》

瀢，瀢创裂也。一曰疾瀢。《玉篇》作一曰疾也。从疒，巂声。以水切。当依《广韵》羊捶切。十六部。

《说文·疒部》

痁，麻皮剥也。剥裂也。从疒。占声。读若枾又读若襜。小徐有此七字。赤占切。七部。疟各本下从𠂤。今按尸部屍字也。故正之。籀文从𠂤。

《玉篇·疒部》："痁，齿占切，皮剥也。疟，籀文。"

《说文·疒部》

痲，𤷾痛也。从疒，农声。奴动切。九部。

《玉篇·疒部》："痲，乃送切，痛也。"

《说文·疒部》

痍，胰伤也。《成十六年》晋侯及楚子、郑伯战于鄢陵。楚子郑师败绩。《公羊传》曰：败者称师。楚何以不称师。王痍也。王痍者何。伤乎矢也。按《周易》夷伤也，《左传》察夷伤皆假夷字为之。从疒，夷声。以脂切。十五部。

《玉篇·疒部》："痍，馀脂切，伤也。"

《龙龛手镜·疒部》："痍，音夷，疮痍也。"

《广雅·释诂》卷四上："痍，伤也。"王念孙《疏证》："痍者，《序卦》传云'夷者，伤也'。夷，与痍通。痍各本讹作夷，今订正。"

《说文·疒部》

瘢，瘢痍也。《长杨赋》唲锭瘢耆。孟康曰：瘢耆，马脊耆创瘢处。按古义伤处曰瘢。今义则少异。从疒，般声。薄官切。十四部。

《玉篇·疒部》："瘢，薄官切，疮痕也。"

《说文·疒部》

痕，瘨胝瘢也。胝瘢谓胝之伤。肉部垂下云，瘢胝也。与此同义。胝下云，垂也。则不必伤者也。按今义与此亦异。皆逐末而忘本也。韵会无胝字。从疒，皂声。户恩切。十二部。

《玉篇·疒部》："痕，户恩切，瘢痕也。"

《说文·疒部》

痉，痵僵急也。《本草经》曰：术主痉疸。《广韵》曰：风强病也。按《急就篇》痫疽瘛疭痿痹痕。疢即痉。颜云：体强急，难用屈伸也。从疒，经声。其颈切。十一部。

《素问·至真要大论》："诸痉项强，皆属于湿。"

《灵枢·热病》："热而痉者死，腰折，瘛疭，齿噤齘也。""风痉身反折，先取足太阳及腘中及血络出血，中有寒，取三里。"

《灵枢·经筋》："足少阴之筋……病在此者，主痫瘛及痉。"

《玉篇·疒部》："痉，渠井切，风强病也。"

《急就篇》卷四："痫疽瘛疭痿痹痕。"颜师古注："痕，四体强急难用屈申也，字或作痉，音义并同。"王应麟补注："《说文》：'痉，中寒体强急也，并并反。'《广韵》：'痉，风强病也。'《说文》：'疢，热病也，丑勿反。'《诗》：'疢如疾首。'《左传》'美疢'，《孟子》'疢疾'。与痕字音义异，韵亦不叶，未详。痕字与胀同，疑当作'痉'，叶音痕。"按《说文·疒部》注引《急就篇》作'疢'云'痫疽瘛疭痿痹疢'，疢即痉，颜云'体强急，难用屈伸也'。"

《素问·气厥论》："肺移热于肾，传为柔痉。"王冰注："柔，谓筋柔而无力。痉，谓骨痉而不随。气骨皆热，髓不内充，故骨痉强而举，筋柔缓而无力也。"此乃"痉"之义训，是"痉"误为"痉"，乃在王冰之后矣。

《伤寒论·辨痉湿暍病》："伤寒所致，太阳痉湿暍三种……"成无己注："痉当作痉，传写之误也。痉者恶也，非强也。《内经》曰：'肺移热于肾，传为柔痉。柔为筋柔而无力，痉谓骨痉而不随。'痉者强也，《千金》以强直为痉，经曰：'颈项强急，口噤背反张者，痉。'即是观之，'痉'为'痉'字明矣。"

《素问·厥论》："手阳明、少阳厥逆，发喉痹，嗌肿，痉，治主病者。"新校正云："按全元起本'痉'作'痉'。"

《素问·五常政大论》："赫曦之纪，是谓蕃茂……其病痉。"

《说文·疒部》

疼，　动病也。疼即疼字。《释名》曰：疼，旱气，疼疼然烦也。按《诗》旱既太甚。蕴隆虫虫。韩《诗》作郁隆炯炯。刘成国作疼疼。皆旱热人不安之貌也。今义疼训痛。从疒，虫省声。徒冬切。九部。

《素问·痹论》："凡痹之类，逢寒则虫，逢热则纵。"虫借为疼，即疼字。

《释名·释疾病》："疼，痹也。"毕沅注："'疼'字《说文》所无，有'疼'字，云'动痛也，从疒，虫省声'，今本《说文》作动病，误。据《一切经音义》引正之。又云：'疼，又作疼，胅二形，同徒冬切。'《广雅》：'疼，痛也。'此云'痹也'，今本作'卑'，无'也'字。据《一切经音义》引改增。《说文》'痹，湿病也，从疒，毕声'，《内经》有'痛痹'。此故云'疼，痹也'，今人读疼为登徒切，声之转也。……痛从疼皆假借字，其本义当作疼，盖风能生虫，寒湿二气又生于风，故风痹之疼字，从虫省声。《内经·痹论》云'凡痹之类逢寒则虫'，虫亦疼字也。王冰注'谓皮中如虫行'，说犹未憭。"

《龙龛手镜·疒部》："疼，徒冬反。疼，动病也。又疼痛也。又俗文中反。疼，音同上，疼痛也。"

《说文·疒部》

瘦，　臞臞也。肉部曰：臞，少肉也。从疒，叟声。所又切。四部今字作瘦。

《素问·通评虚实论》："不从内外中风之病，故瘦留著也。"

《玉篇·疒部》："瘦，所又切，损也。《说文》曰'臞也'。瘦，同上。"

《说文·疒部》

疢，　热病也。其字从火。故知为热病。《小雅》：疢如疾首。笺云：疢犹病也。此以疢为烦热之称。从火，从疒。会意。丑刃切。十二部。

《金匮要略·藏府经络先后病》："千般疢难，不越三条。"

《玉篇·疒部》："疢，耻勿切，热病也，《左氏传》曰：'季孙之爱我如美疢也。瘀，俗。”

《说文·疒部》

瘅，劳病也。《大雅》：下民卒瘅。《释诂》《毛传》皆云：瘅，病也。《小雅》：哀我瘅入。《释诂》《毛传》曰：瘅，劳也。许合云：劳病者，如啴训喘息儿，幝训车敝儿，皆单声字也。瘅与疸音同而义别。如郭注《山海经》师古注《汉书》皆云：瘅，黄病。王冰注《素问》黄疸云：疸劳也。则二字互相假而淆惑矣。瘅或假惮。或作癉。从疒。单声。丁幹丁贺二切。十四部。

《玉篇·疒部》：“癉，都旱切，病也。”

《玉篇·疒部》：“瘅，丁佐切，劳病也。又徒丹切，风在手也。又丁寒切，火瘅，小儿病也。”

《群经音辨·疒部》：“瘅，劳也”。自注：“丁箇切，《诗》：‘哀我瘅人’。又亶，旦二音。”“瘅，疡也”，自注：“丁但切，《春秋传》：‘荀偃瘅疽’。”

《尔雅·释诂上》“癉，病也”，郝懿行《义疏》：“癉者，瘅之或体也。《说文》：‘瘅，劳病也’。盖据下文云‘瘅，劳也’，因劳致病，故曰劳病。《诗》‘下民卒瘅’，《史记·扁鹊仓公传》云‘风瘅客脬’，《毛传》及《索隐》并云‘瘅，病也’，《素问·疟论》云‘名曰瘅疟’，王冰注‘瘅，热也’。……又通作癉，《礼·缁衣》云：‘章义癉恶’引《诗》‘下民卒瘅’，郑注并云：‘癉，病也。’《诗·板》释文：瘅，沈本作‘癉’，《尔雅》释文引孙炎云：‘癉，疫病也。’又通作‘僤’，《诗·板》释文：‘僤，本又作瘅。’《桑柔》释文‘僤，本亦作亶’，《尔雅》释文‘癉，又徒丹反’，是癉有殚音，亦通作殚，《淮南·览冥篇》云‘斩艾百姓殚尽大半’，高诱注：‘殚，病也。’又通作亶，《士冠礼》注‘古文亶为瘅’，《缁衣》释文‘本作下民卒亶’，云‘亶本亦作癉’，然则癉古作亶，后人加疒为癉耳。”

《说文·疒部》

疸，黄病也。《素问》曰：溺黄赤安卧者黄疸，目黄者曰黄疸。从疒，旦声。丁幹四切。十部。

《灵枢·论疾诊尺》："而（面）色微黄，齿垢黄，爪甲上黄，黄疸也，安卧，小便黄赤，脉小而涩者，不嗜食。"

《玉篇·疒部》："癀，胡光切，癀疸病也。"

《说雅·释亲》："疸，黄病也。"

《说文·疒部》

痎，痿病息也。病息谓病之鼻息也。心部痎从此。从疒，夹声。苦叶切。八部。

《玉篇·疒部》："痎，丘协切，病息也。"

《说文·疒部》

痞，痛痛也。《广韵》曰：腹内结痛。从疒，否声。符鄙切。古音在一部。

《金匮要略·胸痹心痛短气病》："心中痞，诸逆，心悬痛，桂枝生姜枳实汤主之。"

《玉篇·疒部》："疩，补回切，癥结病也。"

《玉篇·疒部》："痞，补被平几二切，腹内结病。"

《释名·释疾病》："胚，否也，气否结也。"毕沅注："胚，俗字，《说文》作'痞，痛也，从疒，否声'。《玉篇》：'腹内结病。'《易》之《否卦》为闭塞之谊，此亦然也。叶德炯曰：'此积痞也。'《世说新语》：'阮籍胸中块垒，故须浇之。'块垒即痞也。"苏舆曰："《内经·六元正纪大论》云：寒至则坚否，腹满痛急，下利之病生矣。"

《龙龛手镜·疒部·上声》："痞，符鄙方美二反，腹内结病也。"

《说文·疒部》

瘍，瘍脉瘍也。脉瘍叠韵字。脉瘍者，善惊之病也。《方言》曰：脉瘍欺漫也。又曰：脉慧也。郭注：今名點为鬼脉。又曰：慧自关而东赵魏之间谓之點，或谓之鬼。郭注：言鬼脉也。潘岳赋：靡闻而惊，无见自脉。徐爱注言雄性惊鬼點。按蜥蜴跂跂脉脉亦是此意。《汉书》所云易病者，当是瘍之叚借。《王子侯表》乐平侯訢病狂易。从疒，易声。羊益切。十六部。

《玉篇·疒部》："瘍，羊赤切，脉病也，又病相染也。"

《素问·补遗刺法论》："五疫之至，皆相染易，无问大小，病状相似。"易，借为"瘍"。

《广雅·释诂》卷三上："瘍，癡也。"王念孙《疏证》："瘍者，《说文》'瘍，脉瘍也'，脉瘍，犹辟易也。《吴语》'称疾辟易'，韦昭注云'辟易，狂疾'。《韩非子·内储说》云'公惑易也'，《汉书·王子侯表》云'乐平侯訢病狂易'。易，与瘍通。"

《说文·疒部》

疢，疢狂走也。《春秋经》：甲戌己丑，陈疾鲍卒。《公羊传》曰：曷为以二日卒之？恫也。注曰：恫者狂也。齐人语：甲戌之日亡，己丑之日死，而得。君子疑焉。故以二日卒之也。按疢恫盖同字。**从疒，术声。读若欻**。欻见欠部。今字讹作欻。食聿切。十五部。

《玉篇·疒部》："疢，虚没切，狂走儿。"

《广雅·释诂》卷四上："疢之言忽也，《说文》'疢，狂走也'。读若欻，《桓五年公羊传》'恫也'，何休注云：'恫者，狂也'，齐人语，义与疢同。"

《说文·疒部》

疲，疲劳也。经传多假罢为之。**从疒，皮声**。符羁切。古言在十七部。

《玉篇·疒部》："被为切，乏也，劳也。"

《广雅·释诂》第一上："疲，极也。"

《龙龛手镜·疒部》："疲，音皮，劳也，倦也，极也。"

《尔雅·释诂上》"痕"。

《说雅·释亲》："疲，瘅，劳病也。"

《说文·疒部》

痟，痟疲也。**从疒，肙声**。乌悬切。十四部。按各本无此篆。今依谢灵运《发临海峤诗》李善注引《说文》补。篇、韵皆云：痟骨节疼也。今俗谓痟酸。

《素问·阴阳别论》"及为痿厥腨痟"，王冰注："痟，酸疼也，痿，无力也。厥，足冷，即气逆也。"

《素问·经脉别论》："一阴至，厥阴之治也，真虚痏心，厥气留薄，发为白汗。"

《说文·疒部》

痫，𤻨瑕也。古本皆作瑕。惟小徐及毛本及《集韵》作瘕。恐是讹字耳。痫之言疵也。从疒。束声。侧史切。古音在十五部。

《玉篇·疒部》："痫，壮里切，瘕病也。"

《广雅·释诂》卷一上："痫者，《说文》'痫，瘕病也'，'瘕，女病也'，痫之言稀也，下文云'稀，积也'。"（见前文"疵"字）

《说雅·释亲》："痫，瑕也，当作瘕。"

《说文·疒部》

疷，𤸪病不翅也。翅同啻。口部啻下曰：语时不啻也。《仓颉篇》曰：不啻多也。古语不啻，如楚人言夥颐之类。《世说新语》云：王文度弟阿至恶乃不翅。晋宋间人尚作此语。帝声、支声、氏声同在十六部。故疷以病不翅释之，取叠韵为训也。《尔雅·释诂》《诗》《无将大车》《白华传》皆云：疷病也。何人斯叚借祇为疷。故《毛传》曰：祇，病也。言假借也。又按古书或言不啻，或言奚啻。啻皆或作翅。《国语》曰：奚啻其闻之也。韦注云：奚，何也。何啻言所闻非一也。《孟子》奚翅食重。奚翅色重。赵注：翅辞也。若言何其重也。今刻本作何其不重也。乃大误。从疒，氏声。渠支切。十六部。《尔雅音义》云：或丁礼反。非是。

《玉篇·疒部》："疷，渠支，丁札二切，病也。《诗》云：'俾，我疷兮。'"

《尔雅·释诂上》："疷，病也。"郝懿行《义疏》："疷者，《说文》云'病也'。《玉篇》：'渠支丁礼二切，释文。''疷，又音支。'《诗》'祇自疷兮'，'俾我疷兮'，传并云'疷，病也'。《尔雅》释文引孙炎云：'疷，滞之病也。'通作祇，《诗》'俾我祇也'。传'祇，病也'。《易》'无祇悔'，郑注亦云'祇，病也'。又别作疧，《尔雅》释文'疷，本作疧'。《字书》云'疧，病也'。声类犹以为疷字。按此则《尔雅》复有作'疧'之本。《说文》云'疲，劳也'，劳亦病，通作

'罢'，《齐语》云'罢士无伍，罢女无家'，韦昭注'罢，病也'。是罢即疲，疲亦病，《尔雅》古有作疲之本，亦其证矣。"

《说文·疒部》

疲，{病}病劣也。劣犹危也。从疒，及声。呼合切。七部。

《玉篇·疒部》："疲，呼合荆立二切，病劣也。"

《说文·疒部》

瘝，{瘝}剧声也。剧者，病甚也。瘝者，病甚呻吟之声。西部医下曰：殹病声也。殹盖瘝之省。从疒，殹声。于卖切。古音在十五部。

《玉篇·疒部》："瘝，于之，于卖二切，呻声也。"

《说文·疒部》

癃，{癃}罢病也。病当作瘝。罢者废置之意。凡废置不能事事曰罢癃。《平原君传》：蹙者自言不幸有罢癃之病。然则凡废疾皆得谓之罢癃也。师古注《汉书》：改罢病作疲病。非许意。从疒，隆声。力中切。九部。{癃}籀文癃省。按篇、韵皆作癃，疑篆体有误。《汉书·高帝纪》：年老癃病。景祐本及《韵会》所引皆作癃。

《素问·宣明五气》："膀胱不利为癃，不约为遗溺。"

《素问·奇病论》："有癃者，一日数十溲，此不足也。"（癃）

《玉篇·疒部》："癃，力中切。病也。癃，同上。"

《龙龛手镜·疒部》："癃，瘴，癃，力中反，痼疾也，残癃病也，三俱通。"

《说雅·释亲》："癃，罢病也。罢，当作疲。"

《说文·疒部》

疫，{疫}民皆疾也。郑注《周礼》两言疫疠之鬼。从疒，役省声。营双切。十六部。

《温疫论补注·〈伤寒例〉正误》："夫疫者，感天地之戾气也。戾气者，非寒、非暑、非暖、非凉，亦非四时交错之气，乃天地别有一种戾气，多见于兵荒之岁，间岁亦有之，但不甚耳。"

《说文·疒部》

瘛，瘛小儿瘛疭病也。《急就篇》亦云：瘛疭。师古云：即今痫病。按今小儿惊病也，瘛之言掣也。疭之言纵也。《艺文志》有瘛疭方。从疒，恝声。徐铉等曰：《说文》无恝字。疑从疒，从心，恝省声也。尺制切。十五部。

《伤寒论·辨太阳病上》："剧则如惊痫，时瘛疭。"

《玉篇·疒部》："瘛，尺世，胡计二切，癫也，小儿瘛疭病也。瘈，同上。"

《急就篇》卷四："痈疽瘛疭瘘痹痕。"颜师古注："瘛疭，小儿之疾，即今痫病也。"黄氏曰"小儿惊"。王应麟补注："《艺文志》有'瘛疭方'。"

《说文·疒部》

瘥，瘥马病也。从疒，多声。丁可切。十七部。《诗》曰：瘥瘥骆马。《小雅·四牡》曰：啴啴骆马。口部既称之，训喘息儿。与《毛传》合矣。此复称作瘥瘥。训马病。其为三家诗无疑也。单声之字古多转入弟十七部。此其异字异音之故。《汉书·大人赋》：衍曼流烂，瘥以陆离。《史记》瘥作坛。

《玉篇·疒部》："瘥，吐安切，力极也。《诗》云：'瘥瘥骆马。'亦为啴。"

《说文·疒部》

瘛，瘛马胫疡也。疡《广韵》作伤。从疒，兑声。徒活切。十五部。一曰将伤。将疑当作捋。捋瘛叠韵。小徐本作持。

《说文·疒部》

瘵，瘵治也。《方言》曰：疗治也。《周礼》注云：止病曰疗。《诗·陈风》：泌之洋洋，可以乐饥。传云：可以乐道忘饥。笺云：可饮以瘵饥。是郑读乐为瘵也。经文本作乐。唐石经依郑改为瘵。误矣。从疒，乐声。读若劳。力照切，二部。瘵或从尞。

尞声。

《素问·四气调神大论》："夫病已成而后药之，以已成而后治之，譬犹渴而穿井，斗而铸锥，不亦晚乎？"

《素问·骨空论》："数刺其俞而药之。"药，借为"瘵"。

《庄子》："夫子固拙于用大矣。宋人有善为不龟手之药者，世世以洴澼絖为事。"

《说文·疒部》

瘌，楚人谓药毒曰痛瘌。《方言》曰：凡饮药传药而毒，南楚之外谓之刺，北燕朝鲜之间谓之瘯，东齐海岱之间谓之眠，或谓之眩，自关而西谓之毒瘌。痛也。郭云：瘯瘌皆辛螫也。按瘌如俗语言辛辣。从疒，刺声。卢达切。十五部。

《玉篇·疒部》："瘌，力达切，辛也，亦痛瘌也。"

《说文·疒部》

瘯，朝鲜谓药毒曰瘯。从疒，劳声。郎到切。二部。郭音聊。

《玉篇·疒部》："瘯，力到切，瘯瘌。"

《说文·疒部》

瘥，瘉也。通作差。凡等差字皆引伸于瘥。从疒，差声。楚懈切，又才他切。十七部。

《玉篇·疒部》："瘥，楚懈切，疾愈也，又才何切，病也。"

《尔雅·释诂上》"瘥，病也"，郝懿行《义疏》："瘥者，《诗》'天方荐瘥'，《周语》云'无夭昏札瘥之忧'，《毛传》及韦昭并云'瘥，病也'。《左氏昭十九年传》'札瘥夭昏'，杜预及贾达注并云'小疫曰瘥'。通作'嵯'，《左氏》释文'瘥'，《字林》作'嵯'。《广韵》云'嵯，小疫病也'。"

《广韵·下平声·九麻》："瘥，《尔雅》云'病也'，又在何切。"

《说文·疒部》

瘇，癵减也。减亦谓病减于常也。凡盛衰字引伸于瘇。凡等衰字亦引伸于瘇。凡丧服曰衰者，谓其有等衰。皆瘇之叚借。从疒，衰声。楚追切。古音在十七部。一曰耗也。耗之本义禾名也。亦谓无为耗。读如眊。

《玉篇·疒部》："瘇，所惟切，瘇损，《说文》云'减也，一曰耗也'，今作衰。"

《广雅·释诂》卷二下"瘇，减也"，王念孙《疏证》："瘇，通作衰。"

《说文·疒部》

瘉，瘢病瘳也。《释诂》及《小雅·角弓》《毛传》皆曰：瘉，病也。浑言之谓瘳而尚病也。许则析言之谓虽病而瘳也。凡训胜训贤之愈皆引伸于瘉。愈即瘉字也。从疒，俞声。以主切。古音在四部。

《玉篇·疒部》："瘉，弋乳切，小轻也，又音俞，病也。"

《尔雅·释诂下》："瘉，病也。"郝懿行《义疏》："瘉者，《诗》'胡俾我瘉'，'交相为瘉'，《毛传》并云'瘉，病也'。通作'愉'，下文'愉，劳也'，劳亦病，《龙龛手鉴》四引《尔雅》旧注云'瘉，劳病也'，是'瘉，愉'同。又通作愈，《诗》'忧心愈愈'，《释训》作'瘐瘐'，《汉书·宣帝纪》注'瘐或作瘉'，是矣。《说文》瘉训病瘳，盖小瘳而犹病，今以病瘳为愈可知，《诗》之愈愈即瘉瘉，传训为忧惧，似失之也。愈、瘐皆即瘉之或体字耳。瘉之声转为犹，《诗》'无相犹矣'，'其德不犹'，笺并云'犹，当作瘉，瘉病也'。又转为遏，《诗》'无遏尔躬'，释文引《韩诗》云'遏，病也'。"

《说文·疒部》

癡，癡不慧也。心部曰：慧者狷也。犬部曰：狷者急也。癡者，迟钝之意。故与慧正相反。此非疾病也，而亦疾病之类也。故以是终焉。从疒，疑声。丑之切。一部。

《玉篇·疒部》："癡，丑之切，不慧也，騃也。"

《急就篇》卷四"痂疕疥疠癡聋盲"，颜师古注："癡，不慧也。"

王应麟补注："癡，神思不足。《昌邑王贺传》'清狂不慧'，注'如今白癡'。"

《广雅·释诂》卷三上："騃者，《方言》'癡，騃也'，《众经音义》卷六引《仓颉篇》云'騃，无知也'，《汉书·息夫躬传》云'騃，不晓政事'。"

《龙龛手镜·疒部》："癡，云之反，愚也。"

《玉篇》病候字解凡二百七十二字

《玉篇·疒部》

疒，女戹切，《说文》曰："倚也，人有疾痛也，象倚著之形。"又音牀。

《玉篇·疒部》

疗，籀文。

《玉篇·疒部》

疾，才栗切，患也，速也，《说文》曰："病也。"

《玉篇·疒部》

瘇，古文。

《玉篇·疒部》

病，皮命切，疾甚也，《说文》曰："疾加也。"

《玉篇·疒部》

痒，馀两切，痛痒也，《说文》曰："疡也。"

《玉篇·疒部》

癢，同上。

《玉篇·疒部》

疘，古红切，下病也。

《玉篇·疒部》

瘉，直余切，瘵也，又治庶切。

《玉篇·疒部》

瘥，丈加切，瘕瘥也。

《玉篇·疒部》

瘤，余周切，病也。

《玉篇·疒部》

痡，芳俱、普胡二切，病也，《诗》云："我仆痡矣。"

《玉篇·疒部》

痌，听栋切，病也，伤也。

《玉篇·疒部》

瘣，胡罪切，病也，《诗》云："譬彼瘣木。"

《玉篇·疒部》

疴，于何切，病也。

《玉篇·疒部》

痾，同上。

《玉篇·疒部》

瘽，渠谨切，病也。

《玉篇·疒部》

瘵，侧界切，病也。

《玉篇·疒部》

瘨，都贤切，狂也。

《玉篇·疒部》

瘼，谟洛也，病也。

《玉篇·疒部》

疵，疾资切，病也，亦瑕疵。

《玉篇·疒部》

瘖，于深切，不能言。

《玉篇·疒部》

瘏，唐胡切，病也，《诗》云："我马瘏矣。"

《玉篇·疒部》

瘿，于郢切，颈肿也。

《玉篇·疒部》

瘰，力关切，疮也。

《玉篇·疒部》

疣，羽求切，结病也，今疣赘之肿也。

《玉篇·疒部》

疢，尤呪切，头摇也，与颓同。

《玉篇·疒部》

癏，匹备切，气满也，《说文》作癏，音备。

《玉篇·疒部》

癏，《说文》癏。

《玉篇·疒部》

瘀，于豫切，积血也。

《玉篇·疒部》

疛，除又切，心腹疾也，《吕氏春秋》云："身尽疛肿。"又知有切。

《玉篇·疒部》

瘔，同上，又睹老切，病也。

《玉篇·疒部》

府，附俱、夫禹二切，肿也，悗病也。

《玉篇·疒部》

疴，渠俱切，曲脊也。

《玉篇·疒部》

瘚，俱越切，逆气也，与欮同。

《玉篇·疒部》

痱，扶非、步罪二切，风病也，《诗》云："百卉具痱。"

《玉篇·疒部》

疕，同上。

《玉篇·疒部》

痵，瓊季切，气不定也，心动也，亦作悸。

《玉篇·疒部》

痤，徂和切，疿也，《说文》曰："小肿也。"

《玉篇·疒部》

疽，且余切，痛疽也。

《玉篇·疒部》

癧，力计、力翅二切，痛也，一曰瘦黑也。

《玉篇·疒部》

痈，于恭切，痈肿也。

《玉篇·疒部》

癕，同上。

《玉篇·疒部》

瘜，思力切，寄肉也，亦作腮。

《玉篇·疒部》

癣，思践切，乾疡也。

《玉篇·疒部》

疥，公薤切，瘙也。

《玉篇·疒部》

疛，居幽切，腹中急。

《玉篇·疒部》
瘨，尤问、尤粉二切，病也。

《玉篇·疒部》
痃，亥痃切，小儿瘨病。

《玉篇·疒部》
疕，鱼没切，病也，又断也。

《玉篇·疒部》
痂，古瑕切，疮疥也。

《玉篇·疒部》
瘤，力周切，肿也，瘜肉也。

《玉篇·疒部》
瘕，公遐、公诈二切，久病也，腹中病也，《说文》本音遐。

《玉篇·疒部》
疠，力誓切，疫气也，《说文》本力大切，恶病也。

《玉篇·疒部》
痢，力誓切，《公羊传》曰"大痢"，何休云："民病疫也。"

《玉篇·疒部》
疟，鱼略切，或寒或热病。

《玉篇·疒部》
痁，始廉切，疟疾也。

《玉篇·疒部》

痎，公谐切，疟疾，二日一发。

《玉篇·疒部》

痳，力金切，小便难也。

《玉篇·疒部》

痔，治里切，后病也。

《玉篇·疒部》

痿，于危切，不能行也，痹湿病也，《说文》音蕤。

《玉篇·疒部》

痹，毕利切，湿病也。

《玉篇·疒部》

痹，脾至切，足气不至转筋也。

《玉篇·疒部》

瘃，陟玉切，手足中寒疮也。

《玉篇·疒部》

瘃，同上。

《玉篇·疒部》

瘺，匹仙切，半枯也。

《玉篇·疒部》

瘇，时种切，足肿也，《诗》云："既微且瘇。"籀文作尰作尰。

《玉篇·疒部》

瘂，于盍切，跛病也，又口盍切。

《玉篇·疒部》

疷，之移、之氏二切，殴伤也。

《玉篇·疒部》

痐，胡轨切，疷痐，又疮也。

《玉篇·疒部》

瘬，羊水切，创裂也，一曰疾也。

《玉篇·疒部》

痁，齿占切，皮剥也。

《玉篇·疒部》

痕，籀文。

《玉篇·疒部》

痜，乃送切，痛也。

《玉篇·疒部》

痍，馀脂切，伤也。

《玉篇·疒部》

疢，耻刃切，热病也，《左氏传》曰："季孙之爱我如美疢也。"

《玉篇·疒部》

㾕，俗。

《玉篇·疒部》

瘢，薄官切，疮痕也。

《玉篇·疒部》

痙，渠井切，风强病也。

《玉篇·疒部》

疼，徒冬切，痛也。

《玉篇·疒部》

痋，徒冬切，动病也。

《玉篇·疒部》

瘦，所又切，损也，《说文》曰："癯也。"

《玉篇·疒部》

瘐，同上。

《玉篇·疒部》

瘅，丁佐切，劳病也。又徒丹切，风在手也。又丁寒切，火瘅，小儿病也。

《玉篇·疒部》

疹，之忍切，瘾疹，皮外小起也。《说文》曰籀文疢。

《玉篇·疒部》

痃，丘协切，病息也。

《玉篇·疒部》

疸，多但切，黄病也。《左氏传》云："荀偃疸疸生疡于头，疸疸恶创也。"亦作瘅，又音旦。

《玉篇·疒部》

痞，补被、平几二切，腹内结病。

《玉篇·疒部》

疢，虚没切，狂走貌。

《玉篇·疒部》

瘍，羊赤切，脉病也。又病相染也。

《玉篇·疒部》

痹，壮里切，瘕病也。

《玉篇·疒部》

疲，被为切，乏也，劳也。

《玉篇·疒部》

疲，呼合、荆立二切，病劣也。

《玉篇·疒部》

疷，渠支、丁礼二切，病也，《诗》云："俾我疷兮。"

《玉篇·疒部》

瘛，尺世、胡计二切，瘈也，小儿瘛疭病也。

《玉篇·疒部》

瘈，同上。

《玉篇·疒部》

痑，徒活切，马胫伤也。

《玉篇·疒部》

瘫，吐安切，力极也，《诗》云："瘫瘫骆马。"亦为殫。

《玉篇·疒部》

痼，古护切，久病也。

《玉篇·疒部》

痞，同上。又小儿口疮。

《玉篇·疒部》

疗，力劢切，《说文》曰："治也。"

《玉篇·疒部》

疗，同上。

《玉篇·疒部》

癔，于之、于卖二切，呻声也。

《玉篇·疒部》

癃，力中切，病也。

《玉篇·疒部》

瘙，同上。

《玉篇·疒部》

疫，俞壁切，疠鬼也。

《玉篇·疒部》

瘌，力达切，辛也。亦痛瘌也。

《玉篇·疒部》

癆，力到切，癆瘌。

《玉篇·疒部》

瘥，楚懈切，疾愈也。又才何切，病也。

《玉篇·疒部》

瘦，所惟切，瘦损，《说文》云："减也。"一曰耗也。今作衰。

《玉篇·疒部》

瘳，剌周切，病愈也。

《玉篇·疒部》

瘉，弋乳切，小轻也。又音俞，病也。

《玉篇·疒部》

痗，莫队切，病也，《诗》云："使我心痗"。又音悔。

《玉篇·疒部》

癡，丑之切，不慧也，騃也。

《玉篇·疒部》

瘨，力子切，病也，《诗》云："悠悠我瘨。"

《玉篇·疒部》

疚，居又切，病也。

《玉篇·疒部》

痯，古缓切，病也，《诗》云："四牡痯痯。"痯痯，罢貌。

《玉篇·疒部》

瘲，式与切，病也。

《玉篇·疒部》

痰，孚万切，恶也，吐痰也。

《玉篇·疒部》

瘐，愈乳切，病也。

《玉篇·疒部》

瘫，是箴切，腹病也。

《玉篇·疒部》

疣，同上。

《玉篇·疒部》

瘁，秦醉切，病也。

《玉篇·疒部》

瘯，且谷切，瘯蠡皮肤病，《左传》云："不疾瘯蠡也。"注云："皮毛无疥癣。"

《玉篇·疒部》

瘰，力果切，瘯瘰。

《玉篇·疒部》

瘵，同上。

《玉篇·疒部》

疛，诩于切，病也。

《玉篇·疒部》

癏，公玩切，病也。

《玉篇·疒部》

疩，在细切，病也，物生不长也。

《玉篇·疒部》

痕，呼回切，马病。

《玉篇·疒部》

瘵，竹世切，牛头疮也，赤白痢也。又音带，瘵下病也。

《玉篇·疒部》

瘙，先到切，疥瘙。

《玉篇·疒部》

瘭，同上。

《玉篇·疒部》

瞭，火聊切，肿欲溃。

《玉篇·疒部》

癤，子结切，痈也，疮也。

《玉篇·疒部》

疿，同上。

《玉篇·疒部》

瘭，布昭切，瘭疽病。

《玉篇·疒部》

疰，竹故切，乳痈也。

《玉篇·疒部》

瘶，力代切，恶病也。

《玉篇·疒部》

痮，古和切。

《玉篇·疒部》

痠，先丸切，疼痠。

《玉篇·疒部》

瘃，弋灼切，病也。

《玉篇·疒部》

瘚，思移、思芍二切，竣瘚也。

《玉篇·疒部》

瘀，于歇切，中热，亦作暍、煺。又音渴。

《玉篇·疒部》

癖，匹辟切，食不消。

《玉篇·疒部》

癔，于近切，病也。

《玉篇·疒部》

痴，丑之切，痴瘝，不达也。

《玉篇·疒部》

瘈，古洽、苦洽二切，羊蹄间瘈疾。

《玉篇·疒部》

疢，之移切，病也。

《玉篇·疒部》

瘵，庄校切，物缩也。

《玉篇·疒部》

痷，于劫切，痷殜，半卧半起病也，亦作㿔。

《玉篇·疒部》

瘵，仁皆切，瘦也。

《玉篇·疒部》

㾎，于绮、于解二切，矬也。

《玉篇·疒部》

疟，步结切，不能飞也，枯病也。

《玉篇·疒部》

疒，奴亥结，病也。

《玉篇》病候字解

《玉篇·疒部》

疙，鱼乞切，癡貌。

《玉篇·疒部》

痡，薄故切，痡瘧瘔病，又音怖。

《玉篇·疒部》

瘧，力故切，痡瘧。

《玉篇·疒部》

瀘，同上。

《玉篇·疒部》

瘇，直伪切，《埤苍》云："病也。"《左传》云："有重瘇之疾"。与膇同。

《玉篇·疒部》

痁，弋廉切，疮也，病走也。

《玉篇·疒部》

瘶，山革切，瘮瘶，寒病。

《玉篇·疒部》

瘮，山锦切，寒病。

《玉篇·疒部》

瘁，同上。

《玉篇·疒部》

瘊，户徒切，瘊瘭，瘭也，物蛆咽中也。

《玉篇·疒部》

瘭，乎郭切，瘊瘭也。

《玉篇·疒部》

瘭，呼兼切，瘊瘭也。

《玉篇·疒部》

瘭，奴曷切，痛貌。

《玉篇·疒部》

痁，力与切，《埤苍》云："晋大夫冀叔痁也。"

《玉篇·疒部》

痫，牛具切，疣病也。

《玉篇·疒部》

瘹，都叫切，狂也。

《玉篇·疒部》

痓，充至切，恶也。

《玉篇·疒部》

瘨，扶吻切，病闷也。

《玉篇·疒部》

痞，匹杯切，痂也，疮也，弱也。

《玉篇·疒部》

瘦，扶又切，劳也，再病也。亦作復。

《玉篇·疒部》

症，于假切，瘖症也。

《玉篇·疒部》

瘑，才充切，大痒也。

《玉篇·疒部》

瘕，慈剪切，小痒也。

《玉篇·疒部》

瘷，庄救切，瘷缩也。

《玉篇·疒部》

瘒，渠军切，痹也。

《玉篇·疒部》

瘠，才亦切，瘦也。

《玉篇·疒部》

痍，古文。

《玉篇·疒部》

痛，蒲戒切，极也，疲劳也。或作憊。

《玉篇·疒部》

痕，知酿切，痕满也。亦作胀。

《玉篇·疒部》

瘇，许秽切，困极也。亦作瘶。

《玉篇·疒部》

瘖，向蕲切，创肉反肿起也。亦作胼。

《玉篇·疒部》

癵，力员起，体癵曲也。

《玉篇·疒部》

瘰，同上。

《玉篇·疒部》

痌，女才切，病也。

《玉篇·疒部》

痌，敕公切，痛也。亦作恫。

《玉篇·疒部》

痡，徒木切，怨痛也，诽也。亦作讟。

《玉篇·疒部》

疪，女黠切，疮病也。

《玉篇·疒部》

疒，治两切，病也。

《玉篇·疒部》

疳，居酳切，疾也。

《玉篇·疒部》

瘢，武巾切，病也。

《玉篇·疒部》

癏，古顽切，病也，耻也。

《玉篇·疒部》

瘅，都旱切，病也。

《玉篇·疒部》

癀，徒回切，下肿也。

《玉篇·疒部》

疮，楚羊切，疮痍也。古作创。

《玉篇·疒部》

痕，户恩切，瘢痕也。

《玉篇·疒部》

癀，胡光切，癀疸病也。

《玉篇·疒部》

痃，胡坚切，痃癖也。

《玉篇·疒部》

痯，渠员切，手屈病。

《玉篇·疒部》

癥，知陵切，腹结病也。

《玉篇·疒部》

痃，乌玄切，骨节疼。

《玉篇·疒部》

痊，七绿切，病瘳也。

《玉篇·疒部》

痟，思燋切，痟渴病也。

《玉篇·疒部》

痧，古禾切，疮也。又古花切。

《玉篇·疒部》

痦，古禾切，痧疮也。

《玉篇·疒部》

疣，许尤切，疣息，下痢病也。

《玉篇·疒部》

瘯，桑孤切，病也。

《玉篇·疒部》

瘖，役征切，病也。

《玉篇·疒部》

痒，余针切，病也。

《玉篇·疒部》

瘊，胡钩切，疣病也。

《玉篇·疒部》

瘢，披盘切，死也。

《玉篇·疒部》

瘴，都雷切，瘴肿也。

《玉篇·疒部》

痓，补回切，癥结痛也。

《玉篇·疒部》

痎，呼来切，病也。

《玉篇·疒部》

瀉，息邪切，瘀也。

《玉篇·疒部》

疹，渠吟切，寒也。

《玉篇·疒部》

痄，仕加切，痄疨，病甚也。

《玉篇·疒部》

疨，五加切，痄疨。

《玉篇·疒部》

崩，北腾切，妇人癥血不止也。

《玉篇·疒部》

瘣，五圭切，癥貌。又五皆切。

《玉篇·疒部》

疿，甫未切，热生小疮。

《玉篇·疒部》

痏，于几切，痏弱也。

《玉篇·疒部》

痛，思将切，又息奖切，痛疾也。

《玉篇·疒部》

瘄，都稜切，病也。

《玉篇·疒部》

瘣，力罪切，皮起也。

《玉篇·疒部》

疢，直高切，疢疾也。

《玉篇·疒部》

痔，知有切，肠痛也。

《玉篇·疒部》

瘨，眉陨切，瘨病也。

《玉篇·疒部》

疠，尸类也，病也。

《玉篇·疒部》

瘏，式与切，瘏热疾也。

《玉篇·疒部》

瘍，乌古切，疾也。

《玉篇·疒部》

疺，符法切，疺瘦也。

《玉篇·疒部》

瘚，古蹶切，瘚痛也。

《玉篇·疒部》

癡，五才切，癡疾也。本作獃。

《玉篇·疒部》

瘬，许偃切，病也。

《玉篇·疒部》

瘔，巨右切，病也。

《玉篇·疒部》

痢，力地切，泻痢也。

《玉篇·疒部》

瘱，思醉切，风瘱也。

《玉篇·疒部》

瘴，之亮切，瘴疠也。

《玉篇·疒部》

痆，思烈切，痢也。

《玉篇·疒部》

疱，薄教切，疱疮也。

《玉篇·疒部》

瘼，薄寐切，手冷也。

《玉篇·疒部》

痴，而于切，痴病也。

《玉篇·疒部》

痪，古会切，病也。

《玉篇·疒部》

瘖，口盖切，喉疾也。

《玉篇·疒部》

瘰，力箇切，病也。

《玉篇·疒部》

瘰，苦卧切，秃瘰病。

《玉篇·疒部》

瘕，时夜切，多病也。

《玉篇·疒部》

瘅，尼夜切，又女下切，瘅病也。

《玉篇·疒部》

癧，力竹切，病也。

《玉篇·疒部》

痶，祛叶切，病少气。

《玉篇·疒部》

痵，私习切，小痛也。又词什切。

《玉篇·疒部》

瘷，火麦、火域二切，《说文》曰："头痛貌。"

《玉篇·疒部》

痿，五合切，病寒也。

《玉篇·疒部》

瘂，口金切，疾疟，恶寒振也。

《玉篇·疒部》

癨，呼郭切，癨乱也。

《玉篇·疒部》

癔，于识切，病也。

《玉篇·疒部》

痵，都勒切，痵病也。

《玉篇·疒部》

瘲，方吠切，痼病也。

《玉篇·疒部》

疘，子用切，病也。又癔疘，小儿病。

《玉篇·疒部》

疡，以章切，《说文》曰："头创也。"

《玉篇·疒部》

疕，补履切，头疡也。

《玉篇·疒部》

疒，莫怕切，牛马病，《说文》云："目病，一曰恶箸身，一曰蚀创也。"

《玉篇·疒部》

疧，于彼切，口呙也。

《玉篇·疒部》

疝，所间、山谏二切，病也。

《玉篇·疒部》

疽，莫六切，病也。

《玉篇·疒部》

疳，呼骨切，多睡病也。

《玉篇·疒部》

瘄，古忽切，膝病，与膃同。

《玉篇·页部》

颁，口本、口没二切，秃也。

《玉篇·页部》

頣，苦昆、苦钝二切，头无发也。一曰耳门也。

《玉篇·页部》

頧，有救切，颤也。又病也。亦作疣。

《玉篇·页部》

顚，裨仁切，愤懣也。

《玉篇·页部》

颤，之扇切，头不正也，又颤动也。

《玉篇·页部》

顦，昨焦切，顦顇，忧貌。亦作憔。

《玉篇·页部》

顇，疾醉切，顦顇。亦作悴。

《玉篇·页部》

烦，扶圆切，愤闷烦乱也。

《类篇》病候字解_{凡三百七十一字}

《类篇·疒部》

疒，倚也，人有疾病，象倚箸之形，凡疒之类皆从疒。疒，女戹切，又仕庄切，病也。臣光曰：疒，文变，隶作疒。文一，重音一。

《类篇·疒部》

疼，都笼切，吴俗谓恶气所伤为疼病。文一。

《类篇·疒部》

痌，他东切，痛也。一曰呻吟。文一。

《类篇·疒部》

瞳，徒东切，创溃也。瞳，又时重切，《说文》："胫气足肿。"引《诗》："既微且瞳。"文一，重音一。

《类篇·疒部》

疟，沽红切，脱疟，下病。文一。

《类篇·疒部》

疯，方冯切，头病。文一。

《类篇·疒部》

痋，持中切，病也。又徒冬切，《说文》："动病也。"文一，重音一。

《类篇·疒部》

癃瘏瘏，良中切，《说文》："罢病也。"或作瘒瘏。瘏，又披江切，肿也，又皮江切。文三，重音二。

《类篇·疒部》

疼，徒东切，《博雅》："痛也。"文一。

《类篇·疒部》

痋，奴冬切，肿血也。又乃湩切，又奴冻切，《说文》："痛也。一曰疮溃。"又奴宋切，病也。文一，重音三。

《类篇·疒部》

疭，将容切，《说文》："病也。"又足用切，瘲疭，风病。文一，重音一。

《类篇·疒部》

痈，于容切，《说文》："肿也。"文一。

《类篇·疒部》

痓，枯江切，喉痈也。文一。

《类篇·疒部》

痜，虎江切，《博雅》："降肛肿也。"或作痜。文一。

《类篇·疒部》

㿗，莫江切，病困。一曰病酒。文一。

《类篇·疒部》

疲痜，章移切，病也。或从氏。疲又蒲縻切，《说文》："劳也。"

疧又常支切，又翘移切。文二，重音三。

《类篇·疒部》
痕，章移切，伤也。又商支切，又蒸夷切，积血肿也。又掌氏切，又诸氏切，又敞尒切。文一，重音五。

《类篇·疒部》
疻，章移切，病也。文一。

《类篇·疒部》
㾻，初危切，《说文》："减也。"又双佳切。文一，重音一。

《类篇·疒部》
痿，儒垂切，《说文》："痹也。"一曰两足相及。又邕危切，又儒佳切，又邬贿切，痿瘣风病。或作痿。又于伪切，痹湿病。文一，重音四。

《类篇·疒部》
㾮，相支切，《博雅》："病也。"一曰痿㾮㾯楚。又先齐切。文一，重音一。

《类篇·疒部》
㾲，相支切，噎也。又先齐切，《说文》："散声。"文一，重音一。

《类篇·疒部》
疵，将支切，毕疵佞人貌。又才支切，《说文》："病也。"又蒋氏切，毁也。又才诣切，亢疵恨也。又袂懈切。文一，重音四。

《类篇·疒部》
痴，抽支切，痴疵病也。一曰不廉。又超之切，痴瘵不达貌。文一，重音一。

《类篇·疒部》

瘺，邻知切，黧瘦也。又辇尔切，又郎计切，《说文》："痈也。"
又力智切，又郎狄切，瘭瘺病也。文一，重音四。

《类篇·疒部》

瘰，伦为切，病瘦也。文一。

《类篇·疒部》

瘵，仕知切，瘫瘵疫病。又钮佳切，瘦也。又仕懈切。文一，重
音二。

《类篇·疒部》

瘏，于宜切，身急弱病。一曰痤也。又去倚切，病疽。又隐绮切，
又倚蟹切。文一，重音三。

《类篇·疒部》

疧，津私切，具疧，山名，在荥阳。疧或作疾。又才资切，又乞
业切，欠，气也。文一，重音二。

《类篇·疒部》

痆，张尼切，肿也。一曰蒴也。又典礼切，病也。文一，重音一。

《类篇·疒部》

痍，延知切，《说文》："伤也。"文一。

《类篇·疒部》

疕，篇夷切，头疡。又普弭切，又普鄙切，又补履切。文一，重

音三。

《类篇·疒部》
癡，超之切，《说文》：“不慧也。”文一。

《类篇·疒部》
瘅，陵之切，病也。又两耳切。文一，重音一。

《类篇·疒部》
瘀，于其切，痛剧声。一曰羸也。又乌懈切。文一，重音一。

《类篇·疒部》
癥，无非切，足疮也。文一。

《类篇·疒部》
痱疕，符非切，风病。一曰小肿，或从肥。又並部浣切，又並父沸切。痱，又妃尾切，鬼痛病。又薄亥切，文二，重音四。

《类篇·疒部》
瘀，衣虚切，又衣据切，《说文》：“积血也。”文一，重音一。

《类篇·疒部》
疽，千余切，《说文》：“痈也。”又子与切，寝疽痒病。文一，重音一。

《类篇·疒部》
痴，人余切，病也。又如倨切，痴瘀不达也。文一，重音一。

《类篇·疒部》

瘵瘶，陈如切，《广雅》："痕瘵瘕也。"或从除，瘵又陟加切，又直加切。瘶，又褚遇切。痴瘶，不达也。又迟据切，《字林》："尰也。"文二，重音四。

《类篇·疒部》

瘑，元俱切，《博雅》："疣也。"文一。

《类篇·疒部》

疒疒，匈干切，《博雅》："病也。"或从亏。文一。

《类篇·疒部》

痀，其俱切，《说文》："曲脊。"又恭于切，又委羽切，偻也。伛，或作痀。又郡羽切，痀偻，身曲病。文一，重音三。

《类篇·疒部》

癯，权俱切，少肉也。文一。

《类篇·疒部》

疗，风无切，病肿。又冯无切，《博雅》："短也。"又匪父切，俛病也。又奉甫切。文一，重音三。

《类篇·疒部》

瘘，龙珠切，瘘痀，伛脊也。又龙遇切，颈肿。又力救切，又郎豆切，《说文》："胫肿也。"文一，重音三。

《类篇·疒部》

瘐瘑，容珠切，病也。或作瘑瘐。又勇主切，汉律囚以饥寒而死曰瘐瘑。又勇主切，病瘳也。文二，重音二。

《类篇·疒部》

痡，滂模切，《说文》："病也。"引《诗》曰："我仆痡矣。"又奔模切，又奉甫切，又普故切。文一，重音三。

《类篇·疒部》

瘶，孙租切，病也。文一。

《类篇·疒部》

瘏，同都切，《说文》："病也。"引《诗》："我马瘏矣。"文一。

《类篇·疒部》

癛，龙都切，痛病。文一。

《类篇·疒部》

瘊痒，洪孤切，瘊瘰物在喉中。一曰物螫也。或作痒也。文二。

《类篇·疒部》

瘠，前西切，《尔雅》："病也。"又在礼切，凡物生而不长大也。又子礼切，短貌。又才诣切。文一，重音二。

《类篇·疒部》

痒，研奚切，癡貌。又宜佳切，又居隘切，病也。文一，重音一。

《类篇·疒部》

痎，居谐切，《说文》："一日一发疟。"又丘哀切，又柯开切，又户代切。文一，重音三。

《类篇·疒部》

痎，公怀切，疥疾。文一。

《类篇·疒部》

瘣，呼乖切，尵瘣马病。或作瘣。又徒回切，阴病。又乌溃切，又呼回切，又邬贿切，瘣瘣风病。文一，重音四。

《类篇·疒部》

瘣，姑回切，病也。又胡隈切，一曰肿旁出。又户贿切，又路罪切，魁瘣，木枝节盘结貌。又鲁猥切，又苦会切。文一，重音五。

《类篇·疒部》

痼，胡隈切，腹中长虫。文一。

《类篇·疒部》

瘅，都回切，肿也。文一。

《类篇·疒部》

瘣癞，徒回切，《仓颉篇》："阴病。"瘣或作癞瘣。又徒对切，下瘣。文一，重音一。

《类篇·疒部》

痏，脯枚切，结病。文一。

《类篇·疒部》

痞，铺枚切，《博雅》："胗痞创也。"一曰弱也。又滂佩切。文一，重音一。

《类篇·疒部》

瘖，呼来切，病也。文一。

《类篇·疒部》

瘨，鱼开切，病也。又五对切，癫疾。又牛代切。文一，重音二。

《类篇·疒部》

痎，鱼开切，癫也。一曰懘獃失志貌。或作痎。又语骇切，病也。文一，重音一。

《类篇·疒部》

痗，囊来切，病也。一曰儜劣。汝来切，疾也。文一，重音一。

《类篇·疒部》

痳，郎才切，久疾也。又洛代切，恶疾。文一，重音一。

《类篇·疒部》

瘨，称人切，腹胀病。又多年切，又亭年切，又徒典切，又之刃切，又丁练切。文一，重音五。

《类篇·疒部》

瘁，斯人切，又疏臻切，《说文》："寒病也。"又锁本切，痒瘁恶寒也。又所锦切。文一，重音三。

《类篇·疒部》

瘨痕，眉贫切，病也。或省瘨。又呼昆切。文二，重音一。

《类篇·疒部》

癀，符分切，癀沮忧也，热疡也。又父吻切，病闷也。又符问切，癀膌热肿。文一，重音二。

《类篇·疒部》

瘟，于云切，瘟瘟痛貌。又乌昆切，疫也。又乌没切，心闷貌。文一，重音二。

《类篇·疒部》

瘒瘒，衢云切，痹也。或从羣。又并吾还切。文二，重音一。

《类篇·疒部》

瘽，渠巾切，《说文》："病也。"又巨谨切，又渠吝切。文一，重音二。

《类篇·疒部》

痯，吾昆切，癙也。文一。

《类篇·疒部》

痕，五根切，《博雅》："肿也。"又胡恩切，《说文》："胝瘢也。"又古恨切，肿病。文一，重音二。

《类篇·疒部》

瘅，多寒切，劳病也。又他干切，又唐干切，风在手足病。又当旱切，风病。又典可切，劳也，怒也。又丁贺切，《说文》："劳病。"又得案切。文一，重音六。

《类篇·疒部》

疼，他干切，《博雅》："疼疼疲也。"又汤何切，马病。又他案切，又赏是切，众貌。一曰自放纵。又他佐切，又丁可切，又丁贺切。文一，重音六。

《类篇·疒部》

癉，唐干切，疫病。又当旱切，风病。又得案切，癣病。又丁贺切，劳病。文一，重音三。

《类篇·疒部》
瘫，铺官切，病死也。文一。

《类篇·疒部》
瘢，蒲官切，《说文》："痍也。"文一。

《类篇·疒部》
痠，苏官切，痛也。文一。

《类篇·疒部》
痪，卢丸切，胥胥膍也。或作癴。又闾员切，病体拘曲。文一，
重音一。

《类篇·疒部》
瘝，姑还切，病也。文一。

《类篇·疒部》
疝，师间切，腹痛也。又所晏切。文一，重音一。

《类篇·疒部》
痫，何间切，《说文》："病也。"文一。

《类篇·疒部》
瘝，姑顽切，病也。文一。

《类篇·疒部》
癫，五鳏切，痹病。文一。

《类篇·疒部》

癫，多年切，腹胀也。一曰狂也。文一。

《类篇·疒部》

疢，胡千切，癣病也。文一。

《类篇·疒部》

痝，萦立切，骨酸也。文一。

《类篇·疒部》

癣，相然切，又息浅切，《说文》："乾疡也。"文一，重音一。

《类篇·疒部》

瘥，亲然切，痛也。又子朕切，痛疾。又七感切。文一，重音二。

《类篇·疒部》

瘺，纰延切，《说文》："半枯也。"公孙绰有瘺枯之药以起死者。文一。

《类篇·疒部》

痊，逡绿切，病除也。文一。

《类篇·疒部》

瘑瘕，间员切，病体拘曲也。或作瘕。文一。

《类篇·疒部》

瘙，逵员切，手屈病。文一。

《类篇·疒部》

瘌，怜萧切，疾也。文一。

《类篇·疒部》

癆，憐萧切，《方言》："北燕朝鲜之间饮药而毒谓之癆。"一曰痛也。又郎刀切，又郎到切。文一，重音二。

《类篇·疒部》

瘳，憐萧切，病损也。又丑鸠切，《说文》："疾瘉也。"文一，重音一。

《类篇·疒部》

瘭，坚尧切，《博雅》："肿也。"又声幺切，肿欲溃貌。文一，重音一。

《类篇·疒部》

痟，思邀切，《说文》："酸痟头痛。"引《周礼》："春时有痟首疾。"文一。

《类篇·疒部》

瘲，慈焦切，憔悴忧患也。或从疒。又子肖切，病也，缩也。又阻教切。文一，重音二。

《类篇·疒部》

瘭，毕摇切，疽病。又匹妙切。文一，重音一。

《类篇·疒部》

瘄，馀招切，痤瘄疾名。文一。

《类篇·疒部》

瘄，虚交切，瘄瘷喉病。文一。

《类篇·疒部》

瘙，苏遭切，疥也。又先到切。文一，重音一。

《类篇·疒部》

疼，徒刀切，疾也。文一。

《类篇·疒部》

疴痾，于何切，《说文》："病也。"引《五行传》："时即有口疴。"或从阿。痾又阿个切。痾，又丘驾切，小儿惊病。文二，重音二。

《类篇·疒部》

疬瘑，古禾切，秃也。一曰疮也。春发为燕疬，秋发为雁疬。或从咼。又竝苦禾切，首疡。瘑，又姑华切，病也。文二，重音二。

《类篇·疒部》

瘥，才何切，《尔雅》："瘥病也。"又咨邪切，病也。又楚嫁切，愈也。又楚懈切，《说文》："瘉也。"或省。文一，重音三。

《类篇·疒部》

痮，苏禾切，疾也。文一。

《类篇·疒部》

痤，徂戈切，《说文》："小肿也。"一曰瘭瘰。文一。

《类篇·疒部》

疙瘩，唐何切，病也。或作疴。文二。

《类篇·疒部》

瘰，卢戈切，瘰瘰肤病。又鲁猥切，疬病。又鲁果切，皮肥也。一曰疥病。文一，重音二。

《类篇·疒部》

瘸，衢靴切，手足病。文一。

《类篇·疒部》

痳，谟加切，风病。文一。

《类篇·疒部》

疤，邦加切，筋节病。文一。

《类篇·疒部》

疶，思嗟切，痒也。文一。

《类篇·疒部》

痄，庄加切，疤也。文一。

《类篇·疒部》

痄，鉏加切，痄疨病甚。又侧下切，创不合也。又仕下切。文一，重音二。

《类篇·疒部》

疭，抽加切，癫貌。文一。

《类篇·疒部》

瘕，何加切，《说文》："女病也。"又虚加切，喉病。又居牙切，又举下切，腹中久病。又丘讶切。文一，重音四。

《类篇·疒部》

痄，虚加切，喉病。又牛加切，痄疨病甚。又语下切。文一，重音二。

《类篇·疒部》

痂，居牙切，《说文》："疥也。"文一。

《类篇·疒部》

疡痒瘍，余章切，《说文》："头创也。"一曰创痈也。或作痒瘍疡。又大浪切，畜病泄。痒又徐羊切，疡也。又以两切，肤欲搔也。又弋亮切，创也。文三，重音四。

《类篇·疒部》

痌瘍，尸羊切，忧病。或从商。痌又式亮切。一曰闵也。文二，重音一。

《类篇·疒部》

疮，初良切，痏也。又磢霜切，疡也。文一，重音一。

《类篇·疒部》

瘠，虚郎切，气疾。文一。

《类篇·疒部》

癀瘟，胡光切，疸病也。或从皇。文二。

《类篇·疒部》

痯，眉耕切，目无牟子。文一。

《类篇·疒部》

疗，尼庚切，病也。文一。

《类篇·疒部》

痭，蒲萌切，腹满。又悲朋切，女病血不止。又部孕切。文一，重音二。

《类篇·疒部》

瘿，伊盈切，颈疾。又于郢切，《说文》："颈瘤也。"文一，重音一。

《类篇·疒部》

瘏，维倾切，病也。文一。

《类篇·疒部》

疒，当经切，病创。又尼厄切，倚也，人有疾病象倚著之形。文一，重音一。

《类篇·疒部》

疼，郎丁切，疲病。文一。

《类篇·疒部》

癥，知陵切，足疮。一曰腹病。文一。

《类篇·疒部》

瘈，都腾切，病也。文一。

《类篇·疒部》

瘰癙，徒登切，痛病。或从滕。文二。

《类篇·疒部》

疣，子求切，赘也。默，又尤救切，颤也。文一，重音一。

《类篇·疒部》

瘷，虚尤切，瘷息，下病。又许救切，泰疮。文一，重音一。

《类篇·疒部》

疛，尼猷切，小痛。又居尤切，疛瘤肉起。又居虬切，又古巧切，《说文》："腹中急也。"文一，重音三。

《类篇·疒部》

瘹，夷周切，《博雅》："病也。"又余救切。文一，重音一。

《类篇·疒部》

瘳，陈留切，心悸。又直祐切，病也。又睹老切，又陟柳切，小腹病。文一，重音三。

《类篇·疒部》

瘤，力求切，《说文》："肿也。"又力救切。文一，重音一。

《类篇·疒部》

瘦，疏鸠切，瘠也，太玄山杀瘦。又所救切。文一，重音一。

《类篇·疒部》

痔，房尤切，火疡。文一。

《类篇·疒部》

瘊，胡沟切，疣病。文一。

《类篇·疒部》

瘒疣，时任切，《方言》："秦晋之间谓病瘒。"或从尤，瘤，又余廉切，又丈减切，病也。又时鸩切，復病。文二，重音三。

《类篇·疒部》

瘔，犁针切，《说文》："疝病也。"文一。

《类篇·疒部》

瘖，夷针切，疾也。文一。

《类篇·疒部》

瘖，于金切，《说文》："不能言也。"又于禁切，痛剧也。文一，重音一。

《类篇·疒部》

痷，乌含切，痷婪泛意。又遏合切，跛疾。又忆笈切，瘦病。又乙业切，又乙洽切。文一，重音四。

《类篇·疒部》

痰，徒甘切，病液。文一。

《类篇·疒部》

疳，沽三切，病也。文一。

《类篇·疒部》

瘖，余廉切，《博雅》："伤创也。"文一。

《类篇·疒部》

痁，诗廉切，《说文》："热疟。"引《春秋传》："齐侯疥遂痁。"又都念切，疥病。文一，重音一。

《类篇·疒部》

疧痕，虫占切，《说文》："皮剥也。籀文从艮"。疧，又如占切，又昌豔切，又式剑切。文二，重音三。

《类篇·疒部》
瘂瘝，火占切，物毒喉中病。或从兼。又竝虚严切。瘝，又离监切，臞疾。又声兼切，喉病。又坚嫌切。瘂，又馨兼切，蠚疡也。文二，重音五。

《类篇·疒部》
瘒，坚勇切，胫气足肿。文一。

《类篇·疒部》
瘯，蒋氏切，不思称意也。文一。

《类篇·疒部》
癥，展豸切，下病。文一。

《类篇·疒部》
瘍，尹捶切，《说文》："创裂也。"一曰疾瘍。又羽委切，病也。又愈水切，又呼卦切，愚也。文一，重音三。

《类篇·疒部》
疧，羽委切，《说文》："口喎也。"文一。

《类篇·疒部》
痏，羽轨切，《说文》："疻痏也。"又尤救切，颤也。又于六切，病也。文一，重音二。

《类篇·疒部》
瘤痞，补美切，肠中结病。或作痞。痞，又部鄙切，《说文》："痛也。"又俯九切，病也。文二，重音二。

《类篇·疒部》
疻，壮仕切，《说文》："瑕也。"文一。

《类篇·疒部》
痔，丈里切，《说文》："后病也。"文一。

《类篇·疒部》
痯，羽鬼切，弱病。文一。

《类篇·疒部》
痀，口举切，病也。又乞业切，羸也。文一，重音一。

《类篇·疒部》
瘹，写与切，痛病。文一。

《类篇·疒部》
瘶，创所切，痛也。文一。

《类篇·疒部》
瘲，赏吕切，忧病。又商署切，病也。文一，重音一。

《类篇·疒部》
瘲，赏吕切，肠疾。文一。

《类篇·疒部》
痞，两举切，久病。文一。

《类篇·疒部》

疺，委羽切，偻也。文一。

《类篇·疒部》

瘉，勇主切，《说文》："病瘶也。"文一。

《类篇·疒部》

疿，方矩切，俛病也。文一。

《类篇·疒部》

疴，于五切，疾也。文一。

《类篇·疒部》

瘠，在礼切，《方言》："江湘间凡物生而不长大曰瘠。"文一。

《类篇·疒部》

疒，女解切，《博雅》："病也。"又奴解切，又汝亥切，又襄亥切。文一，重音三。

《类篇·疒部》

痗，虎猥切，病也。又母罪切，又莫佩切，又呼内切。文一，重音三。

《类篇·疒部》

瘣，吐猥切，重瘣踓疾。又驰伪切，足肿也。又徒回切，阴病。文一，重音二。

《类篇·疒部》

瘣，户贿切，《说文》："病也。"引《诗》曰："譬彼瘣木。一曰肿𬴐出也。又鲁猥切，魁瘣木枝节盘结也。文一，重音一。

《类篇·疒部》
瘣，吐猥切，瘣瘣风病。又吐内切。文一，重音一。

《类篇·疒部》
瘤，鲁猥切，小肿。文一。

《类篇·疒部》
癗，鲁猥切，疬病。文一。

《类篇·疒部》
痹，此宰切，病也。文一。

《类篇·疒部》
瘶，荡亥切，病也。文一。

《类篇·疒部》
疹，止忍切，《说文》：“脣疡也。”又颈忍切，又丑刃切，热病。又乃结切。文一，重音三。

《类篇·疒部》
疹，止忍切，痹病。文一。

《类篇·疒部》
瘺，美陨切，病也。文一。

《类篇·疒部》
疢，丑忍切，病也。又丑刃切，热病。文一，重音一。

《类篇·疒部》

瘢，颈忍切，唇疡。文一。

《类篇·疒部》

瘏，才尹切，《博雅》："瘏瘒蟀也。又粗兖切。文一，重音一。

《类篇·疒部》

痕，羽敏切，病也。又羽粉切，又王问切。文一，重音二。

《类篇·疒部》

瘔，兴肾切，热气箸肤也。又许谨切，创肉反出也。又许既切，痛也。又香靳切。文一，重音三。

《类篇·疒部》

瘾瘾，倚谨切，瘾胗皮小起貌。或不省。文二。

《类篇·疒部》

痩，许偃切，寒病。文一。

《类篇·疒部》

疢，芳反切，《方言》："恶也。"又浮万物，癫也。又方愿切，恶病。文一，重音二。

《类篇·疒部》

痯，古缓切，《尔雅》："痯痯病也。"又古玩切。文一，重音一。

《类篇·疒部》

疸，当早切，又得案切，《说文》："黄病也。"文一，重音一。

《类篇·疒部》

痪，土缓切，瘫痪病貌。文一。

《类篇·疒部》

瘝，火管切，痛也。文一。

《类篇·疒部》

癖，婢典切，风病。又匹羡切，骨病风也。文一，重音一。

《类篇·疒部》

瘨，他典切，瘨痪病也。文一。

《类篇·疒部》

癣，息浅切，乾疡也。文一。

《类篇·疒部》

瘊，在演切，《广雅》："瘺瘊蛘也。"文一。

《类篇·疒部》

疚，古巧切，腹中急也。文一。

《类篇·疒部》

瘑，古老切，瘑痨疥病。文一。

《类篇·疒部》

㿀，睹老切，病也。文一。

《类篇·疒部》

痨，鲁皓切，瘑痨疥疾。文一。

《类篇·疒部》

瘔瘑瘏，乃老切，病也。或作瘑瘏。文三。

《类篇·疒部》

瘰，鲁果切，疬病。又苦卧切，秃病。文一，重音一。

《类篇·疒部》

瘁，以两切，肤欲搔也。文一。

《类篇·疒部》

疰，雏两切，病也。文一。

《类篇·疒部》

瘤，写朗切，马病。文一。

《类篇·疒部》

瘐，古杏切，病也。文一。

《类篇·疒部》

瘠，所景切，瘦谓之瘠。文一。

《类篇·疒部》

痙，巨井切，《说文》："疆急也。"文一。

《类篇·疒部》

瘎，蒸上声，骨蒸病也。文一。

《类篇·疒部》

疢，云九切，颤疢头摇貌。又尤救切，《说文》："颤也。"文一，重音一。

《类篇·疒部》
疛，许九切，病也。文一。

《类篇·疒部》
瘖，巨九切，病也。文一。

《类篇·疒部》
疛瘔，陟柳切，《说文》："小肠病。"或从肘，疛又陟救切，腹心疾。又直祐切，又仲六切。文二，重音三。

《类篇·疒部》
痗，莫后切，病也。文一。

《类篇·疒部》
寝，七稔切，体陋也。文一。

《类篇·疒部》
瘆，所锦切，骇恐貌。又楚锦切，又所禁切，病也。文一，重音二。

《类篇·疒部》
瘰，笔锦切，疾也。又力锦切，寒病。文一，重音一。

《类篇·疒部》
瘌，以冉切，伤也。文一。

《类篇·疒部》
痁，乃玷切，病也。文一。

《类篇·疒部》

疢，悲检切，病也。又扶法切，瘦也。文一，重音一。

《类篇·疒部》

痛，他贡切，《说文》："病也。"亦姓。文一。

《类篇·疒部》

疨，良用切，癫疨病也。文一。

《类篇·疒部》

瘠，七赐切，风瘠肤疾。又色责切，瘆瘠寒病。又资昔切，瘦病。又秦息切。文一，重音三。

《类篇·疒部》

瘟，于赐切，病也。文一。

《类篇·疒部》

痓，充至切，《博雅》："恶。"一曰风病。文一。

《类篇·疒部》

痜，式类切，肿病。文一。

《类篇·疒部》

瘢，虽遂切，风病。文一。

《类篇·疒部》

瘁，秦醉切，病也。文一。

《类篇·疒部》

痢，刀至切，下病。文一。

《类篇·疒部》

痵，其季切，《说文》："气不定也。"文一。

《类篇·疒部》

瘸，去异切，病也。文一。

《类篇·疒部》

疕痹，必至切，《说文》："湿病也。"或作痹。疕又毗至切。文二，重音一。

《类篇·疒部》

痹，毗至切，《说文》："足气不至也。"又必至切，又必结切。文一，重音二。

《类篇·疒部》

瘭，毗至切，病也。文一。

《类篇·疒部》

痞，兵媚切，病也。文一。

《类篇·疒部》

癏，匹备切，气满也。又平祕切，《说文》："满也。"文一，重音一。

《类篇·疒部》

癳，平祕切，满也。文一。

《类篇·疒部》

痣，职吏切，黑子也。或从肉。文一。

《类篇·疒部》

痜，方未切，热疡也。文一。

《类篇·疒部》

癀，父沸切，癀瘈热闷。一曰肿盛貌。文一。

《类篇·疒部》

疣疙，居气切，癥也。或作疙。疙又戟乙切，又鱼乙切。文二，重音二。

《类篇·疒部》

癝，巨畏切，极也。又讦秽切。文一，重音一。

《类篇·疒部》

疰，朱戍切，病也。文一。

《类篇·疒部》

瘢痡，普故切，痻病。或作痡。又博故切。瘢，又蒲故切。文二，重音二。

《类篇·疒部》

痻，蒲故切，复病。文一。

《类篇·疒部》

疸，都故切，乳病曰疸。文一。

《类篇·疒部》

癝癧癧，鲁故切，瘕痞也。或从卢、从虏。文三。

《类篇·疒部》

瘫，荒故切，江淮谓治病为瘫。文一。

《类篇·疒部》

痞，苦故切，困也。今人病不善乘曰痞车。文一。

《类篇·疒部》

痼瘤，古慕切，《说文》："久病也。"一曰小儿口生疮。或从困。文二。

《类篇·疒部》

瘍，丁计切，创也。一曰下病。又竹利切，痢病。一曰牛头疡。又直例切，又当盖切。文一，重者三。

《类篇·疒部》

瘈瘲瘈，胡计切，《博雅》："瘈疭病也。"或作瘈瘲。瘈，又诘计切，瘈疭痫疾。又吉诣切，狂也。又尺制切，引纵曰瘈。又征例切，狂犬。又居例切，又吉曳切，病也。瘲，又尺制切，《说文》："小儿瘈疭病也。"又尺例切。文三，重音八。

《类篇·疒部》

瘱，壹计切，静也。文一。

《类篇·疒部》

疘，研计切，疘疧恨也。又牛解切，目际也。文一，重音一。

《类篇·疒部》

瘵，子例切，接也，《诗》："无自瘵焉。"郑康成读。又征例切，病也。又侧例切，又侧界切。文一，重音三。

《类篇·疒部》

瘛瘲，尺制切，《说文》："引纵曰瘛。"或从制。瘛又征例切，又并尺列切。文二，重音二。

《类篇·疒部》

瘶，朱芮切，瘤肿。文一。

《类篇·疒部》

瘌，去例切，头疡。一曰伤肢也。又居例切，《博雅》："秃也。"文一，重音一。

《类篇·疒部》

痢疠瘟，力制切，疾疫也，《春秋传》："大瘠者何痢也。"或作疠瘟。疠，又落盖切，《说文》："恶疾。"文三，重音一。

《类篇·疒部》

瘅瘦，以制切，病也。或作瘦。又并私列切，瘌病。文二，重音一。

《类篇·疒部》

癞，落盖切，恶疾也。又郎达切，楚人谓药毒曰痛癞。文一，重音一。

《类篇·疒部》

癞，落盖切，楚人谓药毒曰痛癞。又郎达切，伤也，疥也。文一，

108

重音一。

《类篇·疒部》
疧瘝，虚艾切，病也。或从瘕。瘕，又于歇切，又丘葛切，内热病。文二，重音二。

《类篇·疒部》
瘟，乌盍切，《说文》："跛病也。"又丘盍切，喉病。又克盍切，疲病。又乙洽切。文一，重音三。

《类篇·疒部》
瘆，古外切，病也。文一。

《类篇·疒部》
瘗，于卖切，剧声也。文一。

《类篇·疒部》
疥瘌，剧拜切，《说文》："搔也。"或从界。文二。

《类篇·疒部》
痭，步拜切，慭也。文一。

《类篇·疒部》
疲，放吠切，《说文》："固病也。"文一。

《类篇·疒部》
疚，鱼刈切，病也。文一。

《类篇·疒部》

疢，丑刃切，热病。文一。

《类篇·疒部》

瘢疷，香靳切，创肉反出。或作疷。文二。

《类篇·疒部》

瘊，佗恨切，病善食也，吴中药术云。文一。

《类篇·疒部》

疯癏，胡玩切，生创也。或作癏。癏又古玩切，《尔雅》："瘝瘝病也。"文二，重音一。

《类篇·疒部》

疧，莫晏切，畜病。又乃谏切，又莫驾切，《说文》："目病。"一曰恶气著身。一曰蚀创。文一，重音二。

《类篇·疒部》

瘣，连彦切，疕瘣恶疾。文一。

《类篇·疒部》

瘑，多啸切，《博雅》："狂也。"一曰小儿疾。文一。

《类篇·疒部》

疗疗，力照切，《说文》："治也。"或从尞。又并式灼切，病也。疗，又戈灼切，又历各切，治病也。文二，重音三。

《类篇·疒部》

疱，披教切，肿病。又皮教切，面生气也。文一，重音一。

《类篇·疒部》

瘨，于到切，痛也。文一。

《类篇·疒部》

瘷，先到切，《博雅》："疥瘷创也。"文一。

《类篇·疒部》

瘶，郎佐切，病也。文一。

《类篇·疒部》

瘼，神夜切，病也。文一。

《类篇·疒部》

瘅，女嫁切，病也。文一。

《类篇·疒部》

疜，亥驾切，利疾。文一。

《类篇·疒部》

瘴，之亮切，疠也。文一。

《类篇·疒部》

痒，侧亮切，病热也。文一。

《类篇·疒部》

痮，知亮切，腹大也。文一。

《类篇·疒部》

痕，力让切，目病也。文一。

《类篇·疒部》

病，皮命切，《说文》："疾加也。"文一。

《类篇·疒部》

瘖，噎宿切，歐声。文一。

《类篇·疒部》

痿，里孕切，风病。文一。

《类篇·疒部》

疚，居又切，久病。文一。

《类篇·疒部》

瘕，敷救切，再发之疾。又扶富切，再病也。又房六切。文一，重音二。

《类篇·疒部》

瘶，即就切，又侧救切，《博雅》："缩也。"文一，重音一。

《类篇·疒部》

瘦，所救切，《说文》："臞也。"文一。

《类篇·疒部》

瘷，先奏切，寒病。文一。

《类篇·疒部》

疟，七鸩切，痛也。文一。

《类篇·疒部》

㾳㾊，于禁切，《字林》："心病。"或省。文二。

《类篇·疒部》

瘅，都滥切，癫貌。文一。

《类篇·疒部》

癴，又鉴切，病也。文一。

《类篇·疒部》

瘯，苏谷切，痒瘯寒病。文一。

《类篇·疒部》

瘯，千木切，瘯瘰皮肤病。又作木切。文一，重音一。

《类篇·疒部》

瘏，他谷切，首疡。文一。

《类篇·疒部》

痼，徒谷切，痛怨也。文一。

《类篇·疒部》

瘦，房六切，《方言》："病也。"一曰劳复也。文一。

《类篇·疒部》

痏，莫六切，病也。文一。

《类篇·疒部》

瘃，张六切，瘛瘃痛貌。又敕六切，腹痛。文一，重音一。

《类篇·疒部》

癛，力竹切，病也。文一。

《类篇·疒部》

瘃瘃，株玉切，《说文》：“中寒肿覈也。”或从录。文二。

《类篇·疒部》

疾廿𤸌瘯，昨悉切，《说文》：“病也。古作廿籀作𤸌瘯。”文四。

《类篇·疒部》

瘯，昨悉切，妼也。文一。

《类篇·疒部》

疕，尼质切，痒也。又女黠切，疮也。文一，重音一。

《类篇·疒部》

疙，逆乙切，癡也。文一。

《类篇·疒部》

痳，休必切，又敕律切，《尔雅》：“狂也。”又呼骨切，又食聿切，《说文》：“狂走也。”文一，重音三。

《类篇·疒部》

瘷欤，居月切，《说文》：“芀气也。或省。”文二。

《类篇·疒部》

瘷，其月切，《博雅》：“病也。”文一。

《类篇·疒部》

瘑，五纥切，瘑瘰癥貌。文一。

《类篇·疒部》

瘯，苏骨切，瘯瘰癥也。文一。

《类篇·疒部》

瘄，古忽切，郄病。或从疒。文一。

《类篇·疒部》

疧疣，五忽切，《说文》："病也。"或从兀。文一。

《类篇·疒部》

瘇，乃曷切，《博雅》："痛也。"一曰螫也。又女黠切，又女瞎切。文一，重音二。

《类篇·疒部》

瘓，徒活切，《说文》："马胫瘍也。"一曰将伤。又椿劣切。文一，重音一。

《类篇·疒部》

疖，子结切，痛也。文一。

《类篇·疒部》

瘅，乃结切，痛也。文一。

《类篇·疒部》

疾，呼诀切，疮大者。又古穴切，《说文》："疠也。"文一，重音一。

《类篇·疒部》

瘪，蒲结切，枯病。又匹灭切。文一，重音一。

《类篇·疒部》

癤，子列切，痛也。文一。

《类篇·疒部》

瘪，必列切，肿濊也。文一。

《类篇·疒部》

瘥，弋灼切，淫瘥病也。文一。

《类篇·疒部》

瘈瘬，乞约切，疮病。或从却。文一。

《类篇·疒部》

疟，逆约切，《说文》："热寒休作。"文一。

《类篇·疒部》

瘼，末各切，《说文》："病也。"文一。

《类篇·疒部》

瘊，黄郭切，痫瘊物在喉。文一。

《类篇·疒部》

瘣，忽郭切，病乱也。文一。

《类篇·疒部》

瘷，色窄切，脉动貌。文一。

《类篇·疒部》

瘷，色责切，疹瘷寒病。从或救。文一。

《类篇·疒部》

瘷，忽域切，《说文》："头痛也。"又忽麦切。文一，重者一。

《类篇·疒部》

瘠，丑厄切，瘠瘷寒病。文一。

《类篇·疒部》

瘍，于只切，开中谓病相传为瘍。又《说文》："夷益切，脉瘍也。"文一，重音一。

《类篇·疒部》

瘠，秦昔切，瘦也。文一。

《类篇·疒部》

瘅，夷益切，脉瘍也。一曰病也。文一。

《类篇·疒部》

疫瘷，营只切，《说文》："民皆疾也。"或作瘷。疫又以醉切，《字林》："病流行也。"文二，重音一。

《类篇·疒部》

癖，匹辟切，腹病。又匹历切，积病。文一，重音一。

《类篇·疒部》

疠，狼狄切，瘰疠病也。文一。

《类篇·疒部》

瘡，实职切，败创也。文一。

《类篇·疒部》

瘜，悉即切，《说文》："寄肉也。"文一。

《类篇·疒部》

癔，逸织切，病也。文一。

《类篇·疒部》

癔，乙力切，病也。文一。

《类篇·疒部》

瘄，的则切，病也。文一。

《类篇·疒部》

疛，息入切，小痛也。又席入切，痹疾。文一，重音一。

《类篇·疒部》

疲，迄及切，又讫立切，又呼合切，《说文》："病劣也。"文一，
重音二。

《类篇·疒部》

瘩，呼合切，寒病。又鄂合切，又德合切，肥貌。文一，重音二。

《类篇·疒部》

瘂，渴今切，病寒也。文一。

《类篇·疒部》

瘗，去涉切，病少气也。又诘叶切。文一，重音一。

《类篇·疒部》

痰，苦叶切，病息也。文一。

《类篇·疒部》

瘗，讫洽切，创也。一曰兽足病谓之瘗。又乞洽切。文一，重音一。

《类篇·疒部》

疤，乙洽切，江淮之间谓病劣曰疤。文一。

通俗文选疏证

《通俗文上》

《颜氏家训·书证篇》：《通俗文》，世间题云"河南服虔字子慎造"。虔既是汉人，其叙乃引苏林、张揖，苏、张皆是魏人，且郑玄以前，全不解反语，通俗反音，甚会近俗。阮孝绪又云"李虔所造"。河北此书家藏一本，遂无作李虔者。《晋中经簿》及《七志》并无其目，竟不得知谁制。然其文义允惬，实是高才。殷仲堪《常用字训》，亦引服虔《俗说》，今复无此书，未知即是《通俗文》，为当有异，近代或更有服虔乎？不能明也。

《通俗文上》①

入口曰哂。

《广韵·入声·二十七合》："哂，入口。"

《玉篇·口部》："哂，子合切，鱼食风，《通俗》云'入口曰哂'。"

《通俗文上》①

口上曰腬，口下曰函。

《广雅·释亲》："噱，函，舌也。"王念孙《疏证》："《说文》：'谷，口上阿也。'或作啢腬。《大雅·行苇篇》'嘉殽脾腬'，《毛传》云：'腬，函也。'释文引《通俗文》云：'口上曰腬，口下曰函。'《汉书·扬雄传》'遥噱乎纮中'，晋灼注云'口内之上下名为噱'，并字异而义同。《说文》：'函，舌也。'俗作'肣'。据诸书所说，则噱函为口上下之称，而函又训为舌，《广雅》以噱函同训为舌，未详所据也。"

小蹋谓之踶。

《小学钩沉》卷十一载《声颣》："踶，蹋也。"

《汉书·武帝纪》"故马或奔踶而致千里"，颜师古注："踶，蹋也。"

《通俗文上》④

蹙頞曰矉。

《庄子·天运》："故西施病心而矉其里。"陆德明《音义》："矉，徐挟真反，又扶人反，《通俗文》：'蹙頞曰矉。'"

《说文·目部》："矉，恨张目也，从目，宾声。《诗》曰：'国步斯矉。'符真切。"段玉裁注："……又按《通俗文》：'蹙頞曰矉。'矉者，顰之假借。"

《说文·瀕部》："顰，涉水顰蹙也，从瀕，卑声。符真切。"段玉裁注："戚，古音同蹙，迫也。各本作蹙，误。顰戚，谓顰眉蹙頞也。许必言'涉水'者，为其字之从瀕也。""《庄子》及《通俗文》叚'矉'为'顰'。"

《玉篇·瀕部》："顰，毗宾切，顰蹙，忧愁不乐之状也。《易》本作频，曰：'频复厉无咎。'注谓'频蹙之貌'。"

《庄子·至乐》"髑髅深矉蹙頞"，陆德明《音义》："矉，音频。蹙本又作顣，又作蹴，同，子六反。頞，于葛反，李云'矉蹙者，愁貌'。"

《广雅·释诂》卷一下："蹙，急也。"

《通俗文上》⑤

腋下谓之胁。

《广雅·释亲》"胳谓之腋。""膀，胠，胎，胁也。"

《通俗文上》⑥

肉胅曰瘤。

《说文·疒部》："瘿，颈瘤也。""瘤，肿也，从疒，留声。力求切。"

《释名·释疾病》："瘤，流也，血流聚所生瘤肿也。"

《小学钩沉》载《声类》："瘤，瘜肉也。"（见"卷十一"）

《小学钩沉》卷三载《三仓上》："瘤，小肿也。"

《说文·肉部》："胅，骨差也，从肉，失声。读与跌同。徒若切。"

《通俗文上》⑦

鱼臭曰腥，狸臭曰臊。

《一切经音义》卷十七页15：腥臊，又作胜，同，先丁反。下又作鱢，同，苏劳反。《通俗文》："鱼臭曰腥，狸臭曰臊。"

《通俗文上》⑧

嗽，所角反，含吸曰嗽。

《仓颉篇》卷中："嗽，吮也。"

《通俗文上》⑫

以水掩尘曰洒。

《说文·女部》："妇，服也，从女持帚灑扫也。"

《通俗文上》⑬

气逆曰哕。

《说文·口部》："哕，气牾也，从口，岁声。"

《玉篇·口部》："哕，火外切，鸟鸣也。又于月切，逆气也。"

《通俗文上》⑮

体创曰痍，头创曰疡。

《说文·疒部》："疡，头创也，从疒，易声。与章切。"

《说文·疒部》："痍，伤也，从疒，夷声。以脂切。"

《通俗文上》⑯

侏儒曰矬。

《广雅·释诂》卷二下："侏儒，矬，短也。"王念孙《疏证》："侏儒者，《晋语》：'侏儒，不可使援。'韦昭注云：'侏儒，短人也。'《襄四年·左传》'朱儒是使'，朱，与侏通。……矬者《众经音义》卷二引《通俗文》云：'侏儒曰矬。'……凡短与小同义。"

《一切经音义》卷二十六页5：矬人，才戈反，《广雅》："矬，短也。"《通俗》云："侏儒曰矬"。经文多作"痤"字。《说文》云："小肿也。"非此义也。

《通俗文上》⑰

手把曰掊。

《说文·手部》："掊，把也，今盐官入水取盐为掊，从手，音声。父沟切。"

《通俗文上》⑲

卵化曰孚，音匹付反。

《说文·爪部》："孚，卵孚也，从爪，从子。一曰信也。采，古文孚从禾。禾，古文保。芳无切。"徐锴曰："鸟之孚卵，皆如其期，不失信也。鸟抱恒以爪反覆其卵也。"

《通俗文上》⑳

钩鱼曰饵。

《仓颉篇》卷中："饵，食也。案几所食之物皆曰饵也。"

《列子·汤问篇》："詹何以独茧丝为纶，芒针为钩，荆蓧为竿，剖粒为饵，引盈车之鱼于百仞之渊。"

《淮南子·说山训》："故鱼不可以无饵钓也。""钓鱼者，务在芳其饵。……芳其饵者，所以诱而利之也。"

《淮南子·说林训》："无饵之钓，不可以得鱼。"

《通俗文上》㉒

脂在腰曰肪，在胃曰胐。

《太平御览·饮食部二二·脂膏》："《通俗文》曰：'脂在脊曰肪，在骨曰胐，兽脂聚曰胭。'"

《一切经音义》卷二页3："肪胐，上音方，下桑安反。《韵英》云：'凝脂也。'《通俗文》云：'在腰曰肪，在胃曰胐。'并形声字也。"

《一切经音义》卷九页10："肪胐，府房反，下先安反。《广雅》：'肪胐，脂也。'《通俗文》：'在腰曰肪，在胃曰胐也。'"

《通俗文上》㉓

求愿曰匃。

《汉书·文帝纪》："匃以启告朕。"颜师古注："匃音盖。匃，亦乞也。"

《一切经音义》卷五十四页21："匃食，上音盖，《仓颉篇》云：'匃，犹求也。'又云：'行乞也。'人亾财物则气匃。"

《仓颉篇》卷下："匃，乞行请求也。乞行谓匃也。字体从人从亾。言人亾财物则行求匃也。"

《春秋·左昭六年传》："不强匃。"杜预《集解》："匃，本或作丐，音盖，乞也；《说文》作'匃'；远安说：'亡人为匃。'"

《春秋·左昭六年传》"士匃相士鞅"，杜预《集解》："匃，古害切；本或作丐。"

《通俗文上》㉔

含水溢曰潠。

《仓颉篇》卷下："潠，喷也。""溢，水声也。"

《通俗文上》㉜

灌溉曰沃。

《说文·水部》："沃，灌溉也，从水，芺声。乌鹄切。"

《广雅·释诂》卷二下："沃，渍也。"王念孙《疏证》："沃，……灌之渍也。"

《通俗文上》㉝

短小曰尣。

《玉篇·尣部》："尢，乌光切，跛曲胫也。又偻也，短小也。俗作'尣'。尪，同上。"

《说文·尣部》："尢，尪也，曲胫人也，从大，象偏曲之形，凡尢之属皆从尢。尪，篆文从皇。"段玉裁注："各本少也字，遂不可读，今补。尪者，塞也。尢本曲胫之称，引申为曲脊之称，故《人部》'偻'下曰'尪也'。""人字字依《九经字样》补。尪者多由曲胫，故言此为下象偏曲张本。""谓从大而象一胫偏曲之形也。乌光切。""篆文各本作古今，今正。尢者，古文象形字，尪者，小篆形声字。此亦古文二，篆文'上'之例。必取古文为部首者，以其属皆从古文也。尪见《左传》，《檀弓》郑注释为面乡天，或云'短小曰尪'，本从'皇'声，省作尪。"

《一切经音义》卷十六页7："尪狂，枉王反，正体本作尢，象形。今俗用加王作尪，形声字也。《韵铨》：'尪，弱也。'《通俗文》云：'短小曰尪。'《说文》：'疏曲胫也。'俗音乌黄反，声转讹。"

《一切经音义》卷十六页11："尪纲，上枉王反，《说文》：'跛曲径也，从尢，象偏曲之形'，古文作尪，今隶书从省。……"

《一切经音义》卷三十一页23："尪羸，上蝼光反，《苍颉篇》云'尪，短小偻也'。又云'病也'。《说文》'跛曲胫也，从兀，王声'也。"

《一切经音义》卷四十一页13："尪羸，上乌光反，《考声》'尪，跛也'，杜注《左传》云'瘠病也'。《说文》：'曲胫也。从尢，象偏曲。'一脚，王声也。经从'兀'，误也。古文作'尪'，《桂苑珠业》：'病瘦弱谓之尪'。下力追反，贾注《国语》云'羸，病也'。杜预

《左传》：'羸，弱也。'《说文》：'羸，瘦也，从羊，从羸。'"

《一切经音义》卷四十三页8："尩弱，今作'尫'，同，乌皇反。尫，弱也。《通俗文》'短小曰尫'，尫，亦小也。"

《一切经音义》卷五十二页19："尫瘵，又作尪，古文从'生'作'尪'同乌皇反。下侧界反。短小曰尫。尫，犹弱也。瘵，病也。东齐曰瘦也。"

《一切经音义》卷五十三页8："尫弱，上乌黄反，《说文》作'尣'，云'跛曲胫也，从大象偏曲之形'。古文从'生'作'尫'。《经》本作'尫'，非也。"

《一切经音义》卷五十六页4："尪羸，今作尫，同乌皇反，尫，弱也。羸累也。《通俗文》'短小曰尫'。尫，亦小也。"

《一切经音义》卷五十七页16："尫劣，上社王反，《苍颉篇》'尫，小倭也'。《说文》云'跛曲胫也，从大象偏曲一脚之形也'。经从兀从，王误之尔。"

《一切经音义》卷六十八页11："尫疾，乌黄反，《说文》正作'尫'，谓'跛曲胫也，从大，象偏曲之形。'论作'尫'，古字也。尘坐音皂。"

《一切经音义》卷九十页11："尫馀：枉王反，《韵英》云'羸弱也'。俗音蠖黄反，声讹转也。"

《一切经音义》续卷一页7："尫羸，上乌光反，《考声》云'破（跛）也'。杜注《左传》云'瘠病也'。《说文》云'曲胫也，从犬（大）漏（偏）曲一脚，王声也'。《经》文从'兀'作'尫'误也。下力追反，贾注《国语》云'羸，病也'，杜预注《左传》云'弱也'。《说文》'羸，瘦也，从羊，从羸'，音力戈反。"

《通俗文上》㊱

浮取曰摗。

《玉篇·手部》："摗，侧交切，击也。"

《通俗文上》㊳

肿足曰尰。

《尔雅·释训》："既，微且尰。骭疡为微，肿足为尰。"郝懿行《义疏》："尰者，《说文》作'瘇'，云'胫气足肿'，引《诗》：'既微且瘇'。籀文作'尰'。"

《灵枢·水胀第五十七》："足胫瘇。"

《说文·疒部》："瘇，胫气足肿，从疒，重声。《诗》曰：'既微且瘇'。尰，籀文。时重切。"

《广韵·上声·二肿》："尰，足肿病，亦作㾢，时穴切。瘇，上同，出《说文》。"

《通俗文上》㊴

细小曰麽。

《仓颉篇》卷中："麽，微也，亦细也。"

《通俗文上》㊶

合心曰梱。

《广雅·释言》："捆，拑也。"王念孙《疏证》："未评。"

《仓颉篇》卷下："捆，全物者也。"后卷下："捆麦麹曰麧。"

《通俗文上》㊷

沉取曰捞。

《玉篇·手部》："捞，路高切，取也，辞也。"

《通俗文上》㊺

去汁曰潷。

《玉篇·水部》："潷，音筆，笮去汁也。"

《通俗文上》㊼

白秃曰颁。

《淮南子·齐俗训》："亲母为其子治疬秃，而血流至耳，见者以为其爱之至也。使在于继母，则过者以为嫉。"按：颃，疬字同。

《说文·页部》："颃，秃也，从页，气声。苦骨切。"

《玉篇·页部》："颃，口本、口汲二切，秃也。"

《仓颉篇》卷下："颃，头秃无毛也。"

《通俗文上》㊱

斑黑曰黧。（下文："斑黑谓之黧黤"。"后黧黑曰奸"。)

《战国策·秦国策一》："苏秦……形容枯槁，面目黎黑。"吴师道校补："古字'黧''犁'同借。"

《玉篇·黑部》："黧，力兮切，黑也，亦作黎。"

《列子·黄帝篇》："顾见商丘开年老力弱，面目黎黑。"

《通俗文上》㊴

兽口曰喙。

《说文·口部》："喙，口也，从口，彖声。许秽切。"

《通俗文上》㊲

疲极曰惫。

《列子·黄帝篇》"惫于戏笑"，张湛洽："惫，蒲介反，疲也。"

《通俗文上》㊴

掐出曰掏。

《集韵·上声·二十五潸》："掐，取也。""取，掐目。"

《玉篇·手部》："掐，于活切，掐掐也，拱也。掐，他劳切，掐掐也。""掏，徒刀切，掏择。"

《通俗文上》㊶

穀曰粒，豆曰皂。（皂，方力反）。

《玉篇·米部》："粒，良揖切，米粒也。"

《通俗文上》㊳

《通俗文上》

鸟居曰巢，兽穴曰窟。

《孟子·滕文公下》："下者为巢，上者为营窟。"

《说文·巢部》："巢，鸟在木上曰巢，在穴曰窠，从木，象形。凡巢之属皆从巢。锄交切。"

《说文·穴部》："窠，空也，穴中曰窠，树上曰巢，从穴，果声。苦禾切。"

《说文·土部》："堀，兔堀也，从土，屈声。苦骨切。"

《通俗文上》⑰

践穀曰蹂。

《说文·内部》："内，兽足蹂地也，象形，九声。《尔疋》曰：狐狸貒貉醜，其足蹯，其迹厹。凡厹之属皆从厹。蹂，篆文从足，柔声。人九切。"

《尔雅·释兽》："貍狐貒貉醜，其足蹯，其跡内。"郭璞注："内，指头处。"

《仓颉篇》卷下："蹂，践也，孰践也。"

《通俗文上》㉒

爪案曰掐。

《说文·手部》附字："掐，爪刺也，从手，臽声。苦洽切。"据此。则此文"瓜"乃"爪"字之讹。

《玉篇·手部》："掐，口洽切，掐抓也。爪按曰掐。"

《通俗文上》㉔

扪摸曰捼。

《玉篇·手部》："扪，莫昆切，《诗》曰'莫扪朕舌'。扪，持也。""捼，他果切，俗云落。又羊捶切。"

《玉篇·手部》："摸，亡胡切，手摸也。又音莫，摸，搎也。"

《灵枢·师传》："谁可扪循之而后答乎？"

《通俗文上》㉕

132

以刀去阴曰劇。

《急就篇》卷三："惨㹀特犉羔犍驹。"颜师古注"犍劇牛也"，王应麟补注："劇，以刀去牛势，或作犍。"

《玉篇·力部》："劇，居言切，剔也。"

《一切经音义》卷五十六页7："犍割，又作'犍''劇'二形，同，纪言反。《通俗文》：'以刀去阴曰犍也。'字从牛。"

《一切经音义》卷五十九页14："犍黄，又作'犍''劇'二形，同居言反，《字书》'犍，割也'。《通俗文》'以刀去阴曰犍也'。"

《方言》卷一："虔，杀也。"钱绎《笺疏》："……《众经音义》卷十四云：'犍，又作犍，二形同，居言反。'引《字书》：'犍，割也。'《通俗文》：'劇，以刀去牛势也。'"

《通俗文上》⑲

誜，大语也。

《玉篇·言部》："誜，呼乞切，语声。"

《通俗文上》⑳

平直曰侹。

《说文·人部》："侹，长貌，一曰箸地，一曰代也，从人，廷声。他鼎切。"

《玉篇·人部》："侹，他顶切，正直貌。《说文》云'长貌，一曰箸地，一曰代也'。"

《通俗文上》㉑

然火曰熌。

《说文·火部》："然，烧也，从火，狀声。蘸或从草难，如延切。热，烧也，从火，䔪声。《春秋传》曰'蘸僖负羁'。如劣切。"

《玉篇·火部》："爇，而悦切，烧也。熌，同上。""然，如旋切，烧也，许也，如是也，应言也。燃，俗为烧然字。"

《素问·异法方宜论》："其治宜灸熵。"

《通俗文上》⑧

去骨曰剔。

《说文·刀部》："剔，解骨也，从刀，易声。他历切。"

《玉篇·刀部》："剔，他狄切，解骨也。劣，同上，屠也。"

《广雅·释诂》卷一下："剟，刐，剃，剔也。"王念孙《疏证》："《众经音义》卷十一引《通俗文》云：'去骨曰剔，去节曰剁。'……剔与鬄同。"

《通俗文上》⑧

自矜曰诖。

《玉篇·矛部》："矜，同上，又居陵切，自贤也。"

《玉篇·言部》："诖，口瓜切，逞也。"

《说文·言部》："诖，謾也，从言，夸声。苦瓜切。"

《通俗文上》⑧

多节曰颣。

《玉篇·系部》："颣，刀对切，丝节不调也。"

《说文·系部》："颣，丝节也，从系，频声。卢对切。"段玉裁注："节者，竹约也。引申为凡约结之称，丝之约结不解者，曰颣。引申之，凡人之愆尤皆曰颣。《左传》'忿颣无期'是也。亦叚类为之，《昭十六年传》曰'刑之颇类'，服虔读类为颣，解云'颣，不平也'。"

《通俗文上》⑧

去节曰剁。

《玉篇·刀部》："剁，力各切，剔也。剔，他狄切，解骨也。劣，同上，屠也。"

《广雅·释诂》卷一下："剁，剔也。"王念孙《疏证》："剁者，

134

《说文》'刟，鬏也'。《众经音义》卷十一引《通俗文》云：'去骨曰剔，去节曰刟。'刟与铬同，剔与鬏同。凡剔去毛发甲，亦谓之刟，《吴子·治兵篇》说畜马之法云：'刻，剔毛鬣，谨落四下。'《庄子·马蹄篇》：'烧之剔之，刻之雒之。'落，雒，并与刟同。"

《通俗文上》㊏

和溏曰淖。

《仓颉篇》卷下："淖，深泥也。"

《通俗文上》㊐

摇动虫曰蠕。

《仓颉篇》卷上："蠕，蝡，蠕动貌，音软。"

《通俗文上》㊒

口不开曰噤。

《说文·口部》："噤，口闭也，从口，禁声。巨禁切。"

《通俗文上》㊙

患愁曰恔。

《广雅·释诂》卷二上："恔，痛也。"王念孙《疏证》："《众经音义》卷十二引《通俗文》云'患愁曰恔'。"

《通俗文上》㊚

塵土曰𡋯。

《玉篇·土部》："𡋯，武回，莫贺二切，《楚辞》曰'愈氛雾其如𡋯'，王逸曰'𡋯，塵也'。"

《通俗文上》㊛

面黎黑曰皯。（上文：斑黑曰鼆。下文：斑黑谓之黎黬。）

《齐要要术序》："舜黎黑。"

《说文·皮部》："骭，面黑气也，从皮，干声，古旱切。"

《一切经音义》卷十五页 20："骭黯，上则嫩反，下藏邓反。《通俗文》作骹。面黎黑曰黯。"

《一切经音义》卷十七页 10："骭黯，古旱反，下与证反。《通俗文》'面黎黑曰骭黯'，面点黑也。"《广雅》"黯，面也"。经文作骭醮，非也。

《通俗文上》⑱

汰米曰渐。（后文："渐米谓之洮汰。"）

《广雅·释诂》卷二下："汰，渐，洒也。"

《通俗文上》⑲

足跌伤曰蹉。

《仓颉篇》卷中："挫足为蹉。"

《广雅·释诂》卷一下："蹉，折也。"王念孙《疏证》："蹉者，《众经音义》卷十三引《仓颉篇》云'挫足为蹉'，又引《通俗文》云'足跌伤曰蹉'。"

《通俗文上》⑮

躭酒曰酖，酖酒曰醹。

《说文·酉部》："酖，乐酒也，从酉，尢声。丁含切。"段玉裁注："乐酒者，所乐在酒。其义别也。《毛诗》叚'耽'及'湛'以为'酖'。《氓》传曰：'耽，乐也。'"

《说文·酉部》："醹，酖酒也，从酉，熒省声。为命切。酗，酒醹也，从酉，句声。香遇切。"段玉裁注："《无逸》曰：'酗于酒德。'""依《尚书》释文订，《书》作酗。某氏传曰：'以酒为凶曰酗。'《周礼·司救》注亦曰'酗醹'。"

《通俗文上》⑩

136

水浸曰渍。

《广雅·释诂》卷二下："濅，渍也。"王念孙《疏证》："濅，与浸同。"

《通俗文上》⑩

利喉曰謦。

《说文·言部》："謦，欬也，从言，殸声。殸，籀文磬字。"段玉裁注："欬，屰气也。《通俗文》曰'利喉谓之謦欬'。按謦欬见《庄子·徐无鬼》。去挺切。"

按：清人任大椿辑《通俗文·上》作"利喉曰謦"。

《通俗文上》⑫

皮起曰瘶。

《玉篇·疒部》："瘶，先到切，疥瘶。瘶，同上。"

《通俗文上》⑭

手捏曰撚。

《玉篇·手部》："捏，乃结切，捻也。"

《通俗文上》⑱

尿本曰脬。（下文："出脬曰尿"，见138条）

《仓颉篇》卷中："脬，盛尿者也。"

《千金要方》卷二十第三："胞囊者，肾膀胱候也，贮津液并尿。若藏中热病者，胞涩小便不通，尿黄赤；若腑有寒病，则胞滑，小便数而多白，若至夜则尿偏甚者，夜则内阴气生。"

《广雅·释亲》："膀胱谓之脬。"王念孙《疏证》："膀胱通作旁光。脬通作胞。……"

《通俗文上》㉑

凡物伤湿曰黬。

《广雅·释诂》卷三上："黴，败也。"王念孙《疏证》："黴，物中久雨青黑也。《淮南子·脩务训》云'尧瘦臞，舜黴黑'。《楚辞·九叹》云'颜黴黧以沮败兮'，《众经音义》卷十五引《通俗文》云'物伤湿曰潋'，音无悲反。潋与黴亦同义。"

《通俗文上》⑫⑥

从上取曰抚。

《说文·手部》："抚，从上挹也，从手，卂声，读若莘。所臻切。"

《通俗文上》⑫⑧

小癡曰疙。

《说文·疒部》："癡，不慧也，从疒，疑声。丑之切。"

《广雅·释诂》卷三上"疙，癡也"，王念孙《疏证》："疙者，《众经音义》卷十六引《通俗文》云'小癡曰疙'。《说文》'㿺，癡貌'。㿺与疙声近义同。马融注《秦誓》云'仡仡，无所省录之貌'，义与疙亦相近也。"

《通俗文上》⑬④

悬镇曰缒。

《玉篇·系部》："缒，直伪切，悬索也。"

《说文·系部》："缒，以绳有所县也，《春秋传》曰'夜缒纳师'，从系，追声。持伪切。"

《通俗文上》⑬⑥

出胕曰尿。（上121条："尿本曰胕"。）

《仓颉篇》卷中："胕，盛尿者也。"

《通俗文上》⑬⑧

灰尘曰埃。

《说文·土部》："埃，尘也，从土，矣声。乌开切。"

《广雅·释诂》卷三上："埃，尘也。"

《仓颉篇》卷下："埃，谓风，扬尘也。"

《通俗文上》⑭

疮瘢曰痕。

《说文·疒部》："瘢，痍也，从疒，般声。薄官切。痕，胝瘢也，从疒，艮声。户恩切。"

《通俗文上》⑭

烧骨以漆曰垸。

《仓颉篇》卷下："垸，以桼和之，今中国人言垸，江南言髄，音瑞。桼，古漆字。"

《通俗文上》⑭

青黑曰赩。

《玉篇·色部》："赩，许力切，大赤色。"（又：赪，千定切，赪赩，青黑色也。赩，云定切，赪赩）。

《通俗文上》⑭

自刻曰刎。

《说文·刀部》："刻，镂也，从刀，亥声。告得切。"

《说文·刀部》附字："刎，刭也，从刀，勿声。武粉切。"

《玉篇·刀部》："刻，苦则切，镂也，怠也，割也。""刭，古冷切，以刀割颈也。""刎，亡粉切，割也。"

《通俗文上》⑭

心乱曰忙。

《玉篇·心部》："忙，莫郎切，忧也。忙同上。"

《通俗文上》⑭

鼽鼻曰齆。

《仓颉篇》卷中："齆，鼻疾也。"

《玉篇·鼻部》："齆，乌贡切，鼻病也。"

《通俗文上》⑮

醉除曰醒。

《说文·酉部》："醒，病酒也，一曰醉而觉也，从酉，星声。直贞切。"

《说文·酉部》附字："醒，醉解也，从酉，星声。"徐铉案："醒字注云'一曰醉而觉也'，则古'醒'亦音'醒'也。桑经切。"

《说文·酉部》："醉，卒也，卒其度量不至于乱也，一曰溃也，从酉，从卒。将遂切。"

《玉篇·酉部》："醒，思廷、思领切，醉除也。"

《通俗文上》⑮

塞喉曰噎。

《说文·口部》："噎，饭窒也，从口，壹声。乌结切。"

《通俗文上》⑮

欲燥曰曤。

《广雅·释草》："益母，茺蔚也。"王念孙《疏证》："《众经音义》引《通俗文》云'欲燥曰曤'。"

《通俗文上》⑮

刘馀曰樝。

《说文·木部》："樝，木闲，从木，且声。"段玉裁注："门部曰'闲，阑也'。""侧加切。按当依《广雅》士加切。"

《广韵·下平声·九麻》："樝，似梨而酸，或作樝，侧加切。樝，上同，又煎药滓。"

《通俗文上》⑮

手把曰攫。

《说文·手部》："把，握也，从手，巴声。搏下切。""攫，扟也，从手，矍声。居缚切。扟，从上挹也，从手，卂声，读若莘。所臻切。"

《玉篇·手部》："攫，九缚切，搏也。""把，百马切，把握也。"

《仓颉篇》卷下："攫，搏也。"

《通俗文上》⑯

以汤煮物曰瀹。

《玉篇·水部》："瀹，弋灼、余召二切，煮也，内菜汤中而出也。"

《通俗文上》⑯

发垂曰髟。

《说文·髟部》："髟，长发猋猋也，从长彡。一曰白黑发杂而髟。"

段玉裁注："《通俗文》曰'发垂曰髟'。"

《通俗文上》⑯

超通为跳。

《史记·高祖本纪》："汉，王跳。"裴骃《集解》："徐广曰'音逃'。"司马贞《索隐》："如淳曰'跳，走也'。晋灼按：《刘泽传》'跳驱至长安'。《说文》音徒调反。《通俗文》云'超通为跳'。"

《通俗文上》⑯

南楚以美色为娃，南楚以好为娃。

《方言》卷二："娃，嫷，窕，艳，美也。吴楚衡淮之间曰娃，南楚之外曰嫷，宋卫晋郑之间曰艳，陈楚周南之间曰窕，自关而西秦晋之间凡美色，或谓之好，或谓之窕。……"

《说文·女部》："娃，圜深目貌，或曰吴楚之间谓好曰娃，从女，圭声。于佳切。"

《初学记·美妇人》："楚娃，服虔《通俗文》曰：'南楚，以美色为娃。'"

《通俗文上》⑯

乳病曰疟。

《玉篇·疒部》："疟，竹故切，乳痈也。"

《通俗文上》⑰

脂聚曰䐈。

《太平御览·饮食部二·脂膏》："《通俗文》曰'脂在脊曰肪，在骨曰册，兽脂聚曰䐈'。"

《通俗文上》⑰

草盛曰莽，生茂曰葆。

《太平御览·百卉部一·草》："服虔《通俗文》曰'草盛曰莽，生茂曰葆'。"

《通俗文上》⑰

猪粪曰䶤。

《广韵·下平声·十五青》："䶤，《通俗文》云'猪粪曰䶤'。"

《通俗文上》⑱

库藏曰帑。

《玉篇·巾部》："帑，乃胡切，金布所藏之府。又他朗切。"

《通俗文上》⑱

覆种曰耧。

《玉篇·耒部》："耧，力兜切，耧犁也。"

《通俗文上》⑱

唧唧，鼠声也。

《玉篇·口部》："唧，子栗切，啾唧也。"

《通俗文上》⑱

言不通利，谓之謇吃。

《骈雅·释训》："譧，悭，軋涩，口吃也。噾嗯，语难也。"

《小学钩沉》卷十一载《声类》："吃，重言也。"

《灵枢·忧恚无言》："其厌大而厚，则开阖难，其气出迟，故重言也。"

《广雅·释诂》卷二下："譧，極，軋，涩，吃也。"王念孙疏证："《方言》：'譧，極，吃也，楚语也。或谓之軋，或谓之涩。'謇《象传》云'謇，难也'。《说文》：'吃，言謇难也。'《众经音义》卷一引《通俗文》云：'言不通利，谓之謇吃。'《列子·力命篇》'譧悭淩谇'，张湛注云：'譧悭，讷涩之貌。'譧、讓、謇、謇，古通用。極，悭，古通用。涩，与澀同。《方言》注云：'軋，軮軋，气不利也。'《史记·律书》云'乙者，言万物生軋軋也'，《说文》云'乙，象春草木冤曲而出，阴气尚彊，其出乙乙也'，李善注《文赋》曰：'乙乙，难出之貌。'乙，与軋通，《方言》注云'涩，语涩难也'，《说文》：'涩，不滑也。'《楚辞·七谏》云：'言语讷难。'难谓之謇，亦谓之涩。口吃谓之涩，亦谓之譧，其义一也。"

《通俗文上》⑱

曲脊谓之伛偻。

《骈雅·释训》："疴偻，阘跂，妪媷，伛偻，脊曲也。"

《庄子·达生》："见疴偻者承蜩。"

《玉篇·疒部》："疴，渠供切，曲脊也。"

《广雅·释诂》卷一下："偏偻，曲也。"王念孙《疏证》："伛偻者，《说文》：'伛偻也，偻，尪也。'《昭七年左传》云：'一命而伛，再命而偻。'《庄子·达生篇》云'见疴偻者'，疴，与伛同。"

《广韵·上声·九虞》："偻，偻伛，疾也。"

《通俗文上》⑲

虎声谓之哮唬。

《玉篇·口部》："哮，呼交切，豕惊声。又哮嚇，大怒也。""唬，呼交切，虎声也。又古伯切。"

《说文·口部》："哮，豕惊声也，从口，孝声。许交切。""唬，嗁声也，一曰虎声，从口，从虎，读若暠。呼讶切。"

《通俗文上》⑲

热灰谓之煻煨。

《一切经音义》卷十五页4："煻煨，上音唐，下乌环反，从火，从隈，省声，热灰火也。"

《通俗文上》⑲

难可谓人谇訾。

《广雅·释诂》卷二下："谇訾理也。"王念孙《疏证》："谇訾者，《玉篇》：'谇，訾也。'《庄子·列御寇篇》'吡其所不为'，郭象注：'吡，訾也。'吡，与谇同。《众经音义》卷五引《通俗文》云'难可谓之谇訾'，《说文》'敫，毁也'，义亦与谇同。"

《通俗文上》⑲

惭耻谓之忸怩。

《骈雅·释训》："忸怩，惭悚也。"

《孟子·万章上》"郁陶思君尔，忸怩"，赵岐注："忸怩而惭，是其情也。"

《方言》卷十："忸怩，惭涩也。"楚郢江湘之间谓之忸怩，或谓之㥏咨。钱绎笺疏："《广雅》'忸怩，慸咨也'，忸怩，慸咨，并双声字。……"

《广雅·释训》："忸怩，慸咨也"。王念孙《疏证》："说见卷一'慸咨，惭也'下。愬，与忸同。"

《通俗文上》⑲

淅米谓之洮汰。

《广雅·释诂》卷二下："汰，淅洒也。"王念孙《疏证》："汰者，

《说文》'汏，淅灡也'，《众经音义》卷七引《通俗文》云'淅米谓之
洮汏'。"

前文⑨："汏米曰淅。"

《说文·水部》："汏，淅灡也，从水，大声。代何切，又徒盖切。
灡，淅也，从水，简声。古限切。淅，汏米也。从水，析声。先系切。"

《玉篇·木部》："汏，徒盖切，洗也。又敕达切，过也。淅，桑激
切，洗也。"

《说文·水部》："洮，水，出陇西临洮，东北入河，从水，兆声。
土刀切。"

《通俗文上》㉑

四肢寒动谓之颤顽。

《玉篇·页部》："颤，之扇切，头不正也。又颤动也。"

《通俗文上》⑳⑤

大而无形曰倱伅。

《骈雅·释训》："倱伅，不慧也。"

《列子·天瑞》："太易者，未见气也；太初者，气之始也；太始
者，形之始也；太素者，质之始也。气形质具而未相离，故曰浑沦。浑
沦者，言万物相浑沦而未相离也。"

《一切经音义》卷十六页18："倱伅，又作混沌二形同，胡本反、
徒损反，谓不通类也。《通俗文》：'大而无形曰倱伅。'"

《通俗文上》⑳⑥

淹渍谓之溅洳。

《灵枢·刺节真邪第七十五》："下有渐洳，上生苇蒲。"

《广雅·释诂》卷二下："氾，溅，渐，渍也。"王念孙《疏证》：
"氾者，淹之渍也。《说文》'氾，淹也'，王逸注《九叹》云'淹，渍
也'……溅，与下渐字同。"

《通俗文上》⑳⑧

理乱谓之撩理。

《说文·手部》："撩，理也，从手，尞声。洛萧切。"

《通俗文上》㉙

斗擞谓之縠縠。

《玉篇·手部》："抖擞，上多口切，下思口切。抖擞，起物也。"

《玉篇·豕部》："縠，许卜切，豰子也，或作豰。"

《说文·豕部》："豰，小豚也，从豕，縠声。步角切。"

《通俗文上》㉒

相狎习谓之媟嬻。

《一切经音义》卷五十九页19："媟嬻，古文络、媟、嫯、渫四形，今廔同，先结反，谓鄙媟也。……《通俗文》：'相狎习之谓之媟嬻也。'"

《通俗文上》㉔

体肉曰胈赘。

《骈雅·释名称》："胈赘，结肉也。"

《释名·释疾病》："赘，属也，横生一肉属著体也。胈，巳也，出皮上聚高如地之有巳也。"

《太平御览·疾病部·疣赘》："《太玄经》曰：割疣赘恶不得大。""《庄子》曰'彼以生为附赘悬疣，以死为决疣溃痈……'。"

《通俗文上》㉖

积烟以为炱煤。

《吕氏春秋·审分览·任数》"向者煤炱入甑中"，高诱注："煤炱，烟尘也。"

《通俗文上》㉗

缩小曰嗽皱，不申曰缩抐。

《玉篇·疒部》："嗽，庄救切，嗽缩也。"

《一切经音义》卷十五页20："面皱，邹瘦反。"

《广雅·释诂》卷三下："嗽，缩也。"王念孙《疏证》："缩朒侧匮，仄愿，并声近而义同。……嗽者，《众经音义》卷十五引《通俗文》云'缩小曰嗽'。《淮南子·天文训》'目死而赢蛦膲'，高诱注云'膲，肉不满也'。《太平御览》引此'膲'作'嗽'，又引许慎注云'嗽，减蹴也'。今俗语犹谓物不伸曰嗽矣，瘏，亦嗽也。"

《通俗文上》㉑⑨

小儿戏谓之狡狯。

《汉书·高祖纪下》："始大夫常以臣亡赖。"晋灼曰："许慎云：'赖，利也。'无利入于家也。或曰江淮之间谓小儿多诈狡狯为亡赖。"

《通俗文上》㉑①

尻骨谓之八髎。

《仓颉篇》卷中："髁，尻骨。"

《仓颉篇》卷下："尻，髋也。"

《小学钩沉》卷八载《埤仓上》："臗，尻也。""髁，尻骨也。""尻骨谓之八髎。一曰夜蹄。"

《小学钩沉》卷十一载《声类》："臀，尻也。""尻，臀也。"

《素问·骨空论篇》"尻骨空，在髀骨之后相去四寸"，王冰注："是谓尻骨八髎穴也。"

《甲乙经》卷三第八："上窌，在第一空腰髁下一寸，侠脊陷者中……"

《释名·释形体》："尻，廖也，尻所在廖牢深也。"

《说文·尸部》："尻，脽也，从尸，九声。苦刀切。"段玉裁注："按《释名》以尻与臀别为二，《汉书》'结股脚，连脽尻'，每句皆合二物也。尻，今俗云沟子是也；脽，今俗云屁股是也。析言是二，统言是一。故许云'尻，髀也'。《通俗文》《埤苍》皆云'尻骨谓之八髎'，《释名》曰'尻，廖也，所在廖牢深也'。"

《说文·几部》："尻，处也，从尸几，尸得几而止也。九鱼切。"段玉裁注："凡尸得几谓之尻。尸，即人也。引申之为凡尻处之字。"

《孝经·开宗明义章》"仲尼尻"，郑玄注："尻，尻讲堂也。"

《玉篇·几部》："尻，举鱼切，处也，与居同。""凥，充与切，止也。与处同。"《玉篇·尸部》："尻，苦高切，髋也。《说文》曰'髀也'。"

《事物原会·骨》："男女腰间各有一骨，大如掌，有八孔，作四行样。"

《素问·缪刺论》："刺腰尻之解，两胛之上，是腰俞。"王冰注："腰尻骨间曰解……次腰下侠尻有骨空各四，皆主腰痛，下髎主与《经》同，是足太阴、厥阴、少阳所结。"

《素问·长刺节论篇》"刺腰髁骨间"，王冰注："腰髁者，腰房侠脊平立陷者中，按之有骨处也。"

《玉篇·骨部》："髁，口卧、口禾二切，髀骨。又胡瓦切。"

《素问·缪刺论篇》"邪客于足太阴之络（正），令人腰痛"，王冰注："足太阴之络，从髁合阳明上贯尻骨中，与厥阴少阳结于下髎而循尻骨内入腹……"

《龙龛手镜·尸部·平声》："尻俗，尻正，苦刀反，臀也。"

《类篇·几部》："尻，凥，九鱼切，以处也，从尸得几而止。《孝经》曰'仲尼尻'。谓间尻如此。或作凥。"

《素问·骨空论篇》"扁骨有渗理凑，无髓孔，易髓无空"，王冰注："扁骨，谓尻间扁戾骨也。其骨上有渗灌文理归凑之，无别髓空也。"

《素问·骨空论篇》"脊骨下空，在尻骨下空"，新校正："《甲乙经》：长强在脊骶端，正在尻骨下。"

《通俗文上》㉒

颊辅谓之妩媚。

　　《广雅·释亲》"辅谓之颊"，王念孙《疏证》："《说文》'颊，面旁也'，《释名》云'颊，夹也，两旁称也'。《说文》'酺，颊也'。又云：'辅，人颊车也。'《咸·上六》'其辅颊舌'。司融注云：'辅，上颔也。'虞翻作'酺'。"

《通俗文上》㉖

《通俗文下》

营居曰坞。

《广韵·上声·十姥》："坞，村坞，亦壁垒，《说文》曰'小障也'。一曰库城也。安古切。坞，上同。《通俗文》曰'营居曰坞'。"

《通俗文下》⑥

藏谷麦曰窖。

《广雅·释诂》卷四上："窖，窌，藏也。"王念孙《疏证》："窖窌者，《说文》：'窖，地藏也。窌，窖也。'臧与藏同。《考工记·匠人》'囷窌仓城'，刘昌宗音古孝反。《月令》'穿窦窖'。《吕氏春秋》作'窌'。窖窌声相近，古多通用，窖之言奥也。《庄子·齐物论篇》'缦者窖者密者'，司马彪注云：'窖，深也。窌之言寥寥深也。'《广韵》窌又音力嘲切，《文选·长笛赋》'庨窌巧老'，李善注云'深空之貌'。"

《仓颉篇》卷中："窖，地藏也。"

《通俗文下》⑦

屋平曰屠苏。

《骈雅·释宫》："庩苏，屋平也。"

《广雅·释宫》："庮庲，庵也。"

《瓮牖闲评》卷六："庞安常《伤寒论》云'屠苏，平屋也，可以御风寒。则岁首屠苏酒，亦取其御风寒而已'。"

《御览·居处部九·屠苏》："《通俗文》曰：'屋平曰屠苏。'"

《广韵·上平声·十一模》:"庲,䴴庲,草巷,又䴴庲酒,元日饮之,可除瘟气。"

《通俗文下》⑮

细毛曰猴。

《方言》卷十三:"猴,本也。"郭璞注:"今人以鸟羽本为猴。"钱绎笺疏:"《说文》'猴,羽本也'。《九章算术·粟米章》'买羽二千一百猴',刘徽注云'猴,羽本也。'数羽称其本,犹数草木称其根株耳。"

《通俗文下》⑳

刀锋曰镖。

《仓颉篇》卷中:"剽,截也。"

《通俗文下》㉕

淹韭曰虀。

《太平御览·饮食部一三·齑》:"《通俗文》曰'淹韭曰齑,淹薤曰虀'"。

《通俗文下》㉙

淹薤曰虀。

《说文·韭部》:"虀,齑也,从韭,队声。徒对切。䪥,坠也,从韭,次宋皆声。祖杂切。齑,齑或从斋"。段玉裁注:"凡醯酱所和,细切为齑,全物若腜为菹。王氏念孙曰:'齑者,细碎之名。《庄子》言齑粉是也。'按《艸部》曰'菹,酢菜也',酢菜之细切者曰齑,《通俗文》曰'淹韭曰䪥,淹薤曰虀',盖其名起于淹韭,淹薤,故从韭。"

《通俗文下》㉚

织毛曰罽。邪交曰毦。

《骈雅·释服食》："笔罐，毦毧，毦毪，罽罽，毪毦，毦毪，罽也。"

《尔雅·释言》"氂，罽也"，郭璞注："毛氂所以为罽。"郝懿行《义疏》："罽者，缌之叚借也。《说文》云'缌，西胡毳布也'，又云'纰氏人缌也'，通作'罽'。"

《说文·网部》："罽，鱼网也，一从网，剧声。罽，籀文说。居例切。"

《通俗文下》㉜

规模曰范。

《尔雅·释诂上》："范，法也。"郝懿行《义疏》："范者，范之假音也。《说文》云：'范，法也，从竹。'竹，简书也。古法有《竹刑》。通作范。《一切经音义》通《通俗文》云'规模曰范'。"

《玉篇·车部》："范，音犯，害也。又法也。"

《通俗文下》㉞

织毛褥曰罽毦，细者谓之毦毪。罽毪，织毛褥也。织毛褥谓之罽毦，罽毦之细者曰毦毪。

《小学钩沉》卷九载《埤仓下》："毦毪，毛席也。"

《小学钩沉》卷十五载《广仓》："毦毪，毛有文章也。"

《小学钩沉》卷十六载《证俗音》："罽毪，毛席也。"

《小学钩沉》卷十一载《声类》："罽毪，织毛为席也，毛席也。"

《说文·毛部》附字："罽，罽毦毦毪，皆毯缘之属，盖方言也。从毛，瞿声。其俱切。毦，罽毦也，从毛，俞声。手朱切。毦，毦毪也，从毛，昜声。土盖切。毪，毦毪也，从毛，登声。都膝切。"

《通俗文下》㊱

砖方大谓之甊瓴。

《玉篇·瓦部》："甊，普安切，甊瓴，大瓶砖也。"

《通俗文下》㊳

剡木伤盗曰枪。

《说文·木部》：“枪，距也，从木，仓声。一曰枪，欀也。七羊切。”段玉裁注：“《止部》曰：‘距，止也，一曰枪也。’按：枪有相迎斗争之意，《通俗文》曰‘剡术伤盗曰枪’，今俗作铃。”“……按：许无从手之抢。凡枪欀，上从术，下从手。”

《通俗文下》㊴

锤头曰锒铛。

《荀子·儒效篇》“乡也胥靡之人”，杨倞注：“胥靡，刑徒人也。胥，相，靡，系也。谓镍相连相系，《汉书》所谓‘锒铛’者也。牵，皆也。颜师古曰‘连系使相随而服役之，犹今日之囚徒以镍连枷者也’。”

《说文·金部》：“锒，锒镗，琐也，从金，良声。鲁当切。铛，锒镗也，从金，当声。都部切。”按：镗，当作铛。

《通俗文下》㊵

酪酥谓之酏醐。煴羊乳曰酪，酪酥曰酏醐。

《太平御览·饮食部一六·酪酥酏醐》：“《通俗文》曰‘煴羊乳曰酪酥，曰酏醐’。”

《说文·酉部》附字：“酪，乳浆也，从酉，各声。卢各切。”

《释名·释饮食》：“酪，泽也，乳汁所作，使人肥泽也。”叶德焕曰：“《御览·饮食部》引服虔《通俗文》‘煴羊乳曰酪’。”

《通俗文下》㊶

乳汁曰湩。

《列子·周穆王篇》“具牛马之湩以洗王之足”，张湛注：“湩，乳也。”

《列子·力命》“女始则胎气不足，乳湩有余”，张湛注：“湩，乳汁也。”

《说文·水部》：“湩，乳汁也，从水，重声。多贡切。”

《玉篇·水部》："渱，都贡切，江南人呼乳为渱。"

《一切经音义》卷二十八页14："牛渱，竹用、都弄二反，《通俗文》：'乳汁曰渱。'今汝南亦呼乳为渱也。"

《通俗文下》㊷

锻具曰钻。

《急就篇》卷三"釭铜键钻冶锢铦"，颜师古注："钻，以铁有所镊取也。"王应麟补注："《仓颉篇》'钻，持也'，《说文》'铁鈕也'。鈕，陟叶反。《广韵》'持铁，一曰膏车铁钻'，《御书》作'镨，车轴头铁也'。与牵同。"

《仓颉篇》卷下："钻，持也，谓取物者也。"

《通俗文下》㊻

机汲谓之檸檬。

《庄子·天运》："且子独不见手桔槔者乎？引之则俯，舍之则仰。"

《骈雅·释器》："桔槔，汲具也。"

《集韵·入声上·十六屑》："檸，槤，檸檬，汲水具。或从絜。"

《太平御览·器物部一〇·桔槔》："《通俗文》曰：机汲曰桔槔。"

《淮南子·氾论训》："桔皋而汲。"

《通俗文下》㊼

毛布曰毲。

《小学钩沉》卷十一载《声类》："毲氉，毛布也。"

《玉篇·毛部》："毲，力于切，毛布也，亦作毯。又力主切。"

《通俗文下》㊾

匕或谓之匙。

《方言》卷十三："匕谓之匙。"

《说文·匕部》："匕，相与比叙也，从反人。匕亦所以用比取饭，一名柶。凡匕之属皆从匕。卑履切。匙，匕也，从匕，是声。是支切。"

《一切经音义》卷五十八页 12："匙匕，卑以反，一名柶，《通俗文》'匕，或谓言匙'。"

《玉篇·匕部》："匕，必以切，匙也，矢镞也。"

《通俗文下》⑭

缠缝曰褶。

《玉篇·衣部》："褶，之涉切，诎也，幕也。"

《玉篇·衣部》："缠，婢连切，交枲缝衣也。"

《玉篇·系部》："缝，扶恭切，以针紩衣也。又符用切。"

《通俗文下》⑮

狭长者谓之甂砖。

《玉篇·瓦部》："甂，普安切，甂瓴，大甋砖也。瓴，户徒切，甂瓴。"

《玉篇·瓦部》："甋，力木切，甓也。砖，之缘切，甂砖。"（上文："甓，并的切，砖也。"）

《通俗文下》⑳

三尺衣谓之袯。

《玉篇·衣部》："袯，芳末切，蔽膝也。又蛮衣也。袯，同上。"

《通俗文下》㉑

装衣曰柠。

《玉篇·衣部》："柠，竹与切，敝衣也。"

《通俗文下》㉒

两複曰帊。

《广韵·去声·四十祃》："帊，帊幞，《通俗文》曰'帛三幅曰帊'。帊，衣幞也。普驾切。"

《通俗文下》㉔

《通俗文下》

矛丈八者谓之稍。

《艺文类聚·军器部稍》："《通俗文》曰：'矛丈八者谓之稍。'"

《通俗文下》⑥⑤

耳珠曰珰。

《玉篇·玉部》："珰，多郎切，穿耳施珠也。"

《小学钩沉》卷九载《埤仓》下："珠曰珰，充耳也。"

《说文·玉部》："珰，华饰也，从玉，当声。都郎切。"

《一切经音义》卷十五页 13："耳珰，音当。《埤苍》云'充耳也'，《释名》云'穿耳施珠曰珰'，耳之宝饰也。"

《释名·释首饰》："穿耳施珠曰珰。此本出于蛮所为也。蛮夷妇女轻浮好走，故以此珰锤之也，今中国人效之耳。"

《仓颉篇》卷中："珥，珠在耳也，耳珰垂珠曰珥。"

《广韵·下平声·十一唐》："珰，耳珠。"

《通俗文下》⑥⑥

寒具谓之餲。

《太平御览·饮食部一八·寒具》："《通俗文》曰'寒具谓之餲'。"

《通俗文下》⑥⑧

所以理发谓之刷。

《文选·养生论》"劲刷理鬓"，李善注引《通俗文》曰："所以理发谓之刷也。"

《通俗文下》⑦②

合绳曰纠。单展曰纫。

《玉篇·系部》："纠，饥黝切，告也。"

《玉篇·系部》："纫，女巾切，又女镇切，绳缕也，展而续之。"

《说文·系部》："纫，𫄙绳也，从系，刃声。女邻切。"

《仓颉篇》卷中："绳三合曰纠。"

《通俗文下》⑦3

方絮曰纸。

《玉篇·系部》："纸，支氏切，蔡伦所作也。絮，思据切，敝緜也。"

《通俗文下》⑦4

张帛蔽雨谓之繖盖。

《玉篇·系部》："繖，思但切，繖盖也。"（今作伞）。

《说文·系部》附字："繖，盖也，从系，散声。稣旱切。"

《通俗文下》⑧4

籧谓之匮筲。

《说文·竹部》："籧，竹高篋也，从竹，鹿声。簏，或从录。卢谷切。"

《说文·匚部》："匮，匣也，从匚，贵声。求位切。"

《说文·竹部》："筲，饭及衣之器也，从竹，司声。相吏切。"

《通俗文下》⑧6

火斗曰熨。（下文有"木瓢曰斗"）

《风俗通义》佚文三："火斗曰熨。"

《说文·火部》："熨，从上按下也，从尸，又持火。于胃切。所呂申繒也。"段玉裁注："尸，古文仁。尸又，犹亲手也。"

《玉篇·火部》："尉，于贵切，申帛也，按也。又纡物切。熨，同上。"

《帝王世纪》："纣欲重刑，乃先为大熨斗，以火爇之，使人举不能胜，辄烂手，……"

《淮南子·齐俗训》"故糟丘生乎象櫡，炮烙生乎热斗"，高诱注："庖人进羹于纣，热以为恶，以热斗杀之。赵国斗可以杀人，故起炮烙。”（按：今许慎注本"斗"讹为"升"。）

《淮南子·齐俗训》："故槽血生乎象楮，炮烙生乎热升"，许慎注："庖人进羹于纣，热以为恶，以热升杀之。赵国升可以杀人，故起炮烙。"（见《四部丛刊》本）按：此诸"升"字皆为"斗"之讹。

《太平御览·服用部·熨斗》："《淮南子》曰：'槽血生于象箸，炮烙始于热斗。'"注："许慎曰：热斗，熨斗也，烂人手，遂作炮烙之刑也。"

《事物纪原·舟车帷帐部·熨斗》："《帝曰世纪》曰：'纣欲作重刑，乃先作大熨斗，以火熨之，使人举，手辄烂，与妲己为戏笑。'今人以伸者，其遗意也。"（按：此"火熨"之"熨"，当为"爇"字之误。）

《太平御览·服用部·熨斗》："《三辅故事》曰：'董卓坏铜人十枚，为小钱熨斗。'"

《小知录·器用》："钴䥊（麟首），熨斗也，纣作。《广韵藻》'姚月华以黄金为熨斗，曰麟首'。"

《太平御览·服用部·熨斗》："《隋书》曰：尉迟迥反于邺，时李穆在并州，高祖虑其为迥所诱，遣使往布腹心，穆遽奉熨斗于高祖曰'愿以此熨安天下也。'高祖大悦。"

《广韵·去声·十九代》："代……州名，春秋时属晋，其后赵襄子以铜斗击杀代王，取其地。"

《古今事物考·器用》："熨斗，《帝王世纪》曰：'纣欲作重刑，乃先作大熨斗，以火熨之，使人举，手辄烂，与妲己为戏笑。'今人以申帛者，其遗意也。"（按：此"熨"当为"爇"字之误。）

《太平御览·服用部·熨斗》："《帝王世纪》曰：'纣欲重刑，乃先作大熨斗，以火爇之，使人举，不能胜，辄烂手，与妲己为戏笑。'"

《太平御览·服用部·熨斗》："《魏武帝集》：上胜所得顺帝赐物铜熨斗二枚。"

《晋书·韩伯传》："韩伯字康伯，颍川长社人也。母殷氏，高明有行，家贫窭，伯年数岁，至大寒，母方为作襦，令伯捉熨斗，而谓之曰：'且著襦，寻当作复裈。'伯曰：'不复须。'母问其故，对曰：'火在斗中，而柄尚热。今既著襦，下亦当暖。'母甚异之。"

《太平御览·服用部·熨斗》："《晋书》曰：韩康伯年数岁，殷氏高时，时大寒，母方为作袴，令康伯捉熨斗，而谓之曰：'且卷襦，靴毛作复袴。'康伯曰：'火在斗中，而柄尚热。今既卷襦，下亦当暖。'"

《太平御览·服用部·熨斗》："《晋书·张紊别传》曰：芜小时，母谓其寒，且作袴，芜曰：'且作襦，如熨斗着火，柄亦热。'"

《太平御览·服用部·熨斗》："《晋东宫旧事》曰'皇太子纳妃，有金涂熨斗三枚'。"

《太平御览·服用部·熨斗》："《魏末传》：优人欲使幼帝取大将军昭昌熨斗柄，帝不敢发。"

《通俗文下》㊇

竹器谓之笒箐。

《说文·竹部》："笒，车笒也，从竹，令声。一曰笒，籯也。朗丁切。"

《玉篇·竹部》："笒，力丁切，籯也，笼也，舟中床也。"

《玉篇·竹部》："箐，先鼎切，笒也。"

《玉篇·竹部》："籯，弋成切，箸筩谓之籯。《汉书》云：'遗子黄金满籯。'籯，竹器也。亦作籝。"

《通俗文下》㊈

披减发须谓之镊。

《释名·释首饰》："镊，摄也，摄取发也。"叶德炯曰："《御览》二十引《通俗文》云'披减须发谓之镊'。"

《说文·竹部》："笧，箝也，从竹，尔声。尼辄切。"段玉裁注："二字双声，夹取之器曰笧，今人以铜铁作之，谓之镊子。"

《通俗文下》㊉

环臂谓之钏。

《说文·金部》附字："钏，臂环也，从金，川声。尺绢切。"

《一切经音义》卷十五页13："臂钏，川恋切。案：创者，以金银

为环，装饰其手足。《字书》云'在足曰锃，在臂曰钏'，锃，音锄
学反。"

《广韵·去声·三十三线》："钏，环创。《续汉书》曰：'孙程十九
人立顺帝，各赐金钏指环。'尺绢切。"

《通俗文下》⑩

染青石谓之点黛。

《御览·服用部二一·黛》："《通俗文》云：染青石谓之点黛。"

《通俗文下》⑪

竹器边缘曰匡。

《说文·匚部》："匡，渌米籔，从匚，算声。苏管切。"《说文·竹
部》："箕，漉米籔也，从竹，奥声。于六切。籔，炊箕也，从竹，数
声。苏后切。"

《通俗文下》⑫

釜有足曰铛。

《说文·金部》："铛，锒铛也，从金，当声。都郎切。"（非此义。）

《通俗文下》⑬

小瓯曰题。

《说文·瓦部》："瓯，小盆也，从瓦，区声。乌侯切。"

《玉篇·瓦部》："瓯，于侯切，椀小者。""题，徒启切，小盆也。"

《仓颉篇》卷下："瓯，瓦盂也。"

《通俗文下》⑮

瓠瓢为蠡。

《小学钩沉》卷十八载《字书下》："瓢，蠡也。"

《小学钩沉》卷十六载《切韵》："瓢，瓠也。"

《太平御览·器物部七·瓢》："《通俗文》曰'瓠瓢为蠡'。"

《通俗文下》⑨

木瓢为斗。（前有"火斗曰尉"。）

《说文·斗部》："斗，十升也，象形，有柄。凡斗之属皆从斗。"

《诗·大雅·生民之什·行苇》"酌以大斗，以祈黄耇"，毛苌传："大斗，长三尺也。"孔颖达疏："大斗，大三尺，谓其柄也。"

《大戴礼记·保傅》："太宰持斗而御户右。"王聘珍《解诂》："斗，所以斟也。"

《群经音辨·斗部》："斗，沃器也。"

《广韵·去声·十九代》："代……州名春秋时属晋，其后赵襄子以铜斗击杀代王，取其地。"

《太平御览·器物部七·勺》："《通俗文》曰'木瓢为斗'。"

《通俗文下》⑱

饭臭曰饐。

《小学钩沉》卷十三载《字苑》："饐，音懿，馊食也。"

《太平御览·饮食部八·饭》："《通俗文》曰'饭臭曰馏，沙入饭曰悇'。"

《论语·乡党》"食饐而餲"，何晏《集解》引孔曰："饐，餲，臭味变。"

《尔雅·释器》："食饐谓之餲。"郭璞注："饭秽臭，见《论语》。"郝懿行《义疏》："饐者，《说文》云：'饭伤湿也。'"

《通俗文下》⑩

捆麦麴曰麧。前卷上："合心曰捆。"

《太平御览·饮食部一一·麴糵》："《通俗文》曰：'稇麦麴曰麧'。"（小注："稇音壶。麧音故版切"。）

《仓颉篇》卷下："捆，全物者也。"

《通俗文下》⑪

于绅者谓之粔籹。

《太平御览·饮食部一八·粔籹》："《通俗文》曰'于绅者谓之粔籹'。"

《通俗文下》⑬

牖，版。

《玉篇·片部》："牖，普逼切，判也。版，布限切，户籍也，判也。"

《广韵·入声·二十六职》："牖版，出《通俗文》。"

《说文·片部》："版，判也，从片，反声。布绾切。""牖，判也，从片，畐声。芳逼切。"

《仓颉篇》卷中："版（一作板），筑墙上下版。"

《通俗文下》⑯

水碓曰辒车。

《广韵·去声·十八队》："碓，杵臼，《广雅》曰'碏碓也'。《通俗文》云'水碓曰辒车'。杜预作'连机碓'。孔融论曰'水碓之巧，胜于圣人之断水掘地'。"

《急就篇》卷三"碓磑扇隤舂簸扬"，颜师古注："碓，所以舂也。磑，所以礳也，亦谓之硙。古者雍父作舂，鲁班作磑。"王应麟补注："《广雅》：'碓，碏碓也。'《通俗文》：'水碓曰辒车。'……《吕氏春秋》'赤冀作臼'。《说文》'舂，捣粟也'。'磑，磨也'。《世本》'公输般作磑'。古者掘地为臼，其后穿木石。晋王戎有水磑。"

《玉篇·车部》："辒，甫袁切，车箱。"

《通俗文下》⑰

连舟曰舫。

《尔雅·释言》："舫，舟也。"郭璞注："并两舟。"

《尔雅·释水》："大夫方舟。"郭璞注："并两船。"王念孙《疏证》："方舟者，《诗》正义引李巡曰'并两船曰方舟'，《说文》'方，并船也，象两舟省总头形'，方或从水作汸。《方言》云'方舟谓之㵑'，郭注'扬州人呼渡津舫为㵑，荆州人呼杭音横'，《说文》'斻，方舟也'（斻即航字）。《诗》借为杭，'一苇杭之'是也。……"

《通俗文下》⑿⑧

亭水曰汪。

《说文·水部》："汪，深广也，从水，㞷声。一曰汪，池也。乌光切。"

《通俗文下》⑿⑨

荔，马兰也。

《神农本草经》卷二："蠡实，味甘平，主皮肤寒热，胃中热气，风寒湿痹，坚筋骨，令人嗜食，久服轻身。花叶去白虫。一名剧草，一名三坚，一名豕首，生川谷。"孙星衍云："《通俗文》云'一名马兰'。"

《吕氏春秋·仲冬纪》"仲冬之月，……荔挺出"，高诱注："荔，马荔。"

《通俗文下》⒀⑴

荆州出竿蔗。

《史记·司马相如列传》"诸蔗猼且"，裴骃《集解》："《汉书音义》曰：'诸蔗，甘柘也。'"司马贞《索隐》："诸柘，张揖云'诸柘，甘柘也'。"

《通俗文下》⒀⑵

韭根曰荄。

《尔雅·释草》"荄,根",郭璞注:"别二名,俗呼韭根为荄。"

《通俗文下》⑬

芸台谓之壶菜。

《小学钩沉》载《韵集》:"芸台,胡菜。"

《太平御览·菜茹部五·芸台》:"《通俗文》曰'芸台谓之胡菜'。《韵集》曰:'芸台,胡菜。'"

《通俗文下》⑬

长尾为虿,短尾为蝎。

《庄子·天运》:"其知憯于蛎虿之尾。"陆德明音义:"上当作虿,下当作蝎。《通俗文》云'长尾为虿,短尾为蝎'。"

《小学钩沉》载《通俗文下》:"长尾为虿,短尾为蝎。虿长尾谓之蝎。蝎毒伤人曰蛆,张列反。毒伤人曰蛆。"

《通俗文下》⑬

虿长尾谓之蝎。蝎毒伤人曰蛆,张列反。毒伤人曰蛆。

《春秋·左僖二十二年传》"蜂虿有毒",孔颖达疏:"《通俗文》'虿长尾谓之蝎。蝎毒伤人曰蛆,张列反'字或作蜇。"

《广雅·释诂》卷二上:"蛆,痛也。"王念孙《疏证》:"蛆者,《玉篇》'蜇,陟列切,虫螫也,又作蛆',《众经音义》卷十引《字林》云'蛆,螫也',《僖公二十二年左传》正义引《通俗文》云'蝎毒伤人曰蛆'……。"

《说文·虫部》:"蠆,毒虫也,象形。蠚,虿或从蚰。丑芥切。"段玉裁注:"蜂虿有毒,《诗》曰'卷发如虿',《通俗文》曰'虿长尾谓之蝎。蝎毒伤人曰蛆。蛆,张列反'。或作蜇,旦声,非旦声也。""……虫篆有尾,象其尾也。蝎之毒在尾。《诗》笺云:'虿,螫虫也。尾末捷然,似妇人发末上曲卷然。'其字上右不从万,以苗象其身首之形,俗作万非。且与'牡蛎'字混。""按《字林》他割反,《玄应书》他达切,皆旧音也。""蝎尾有单钩者,有双钩者,故或从蚰。"

《通俗文下》⑬

肉中虫谓之胆。

《仓颉篇》卷中："蝇乳肉中曰胆。"

《通俗文下》⑬⑨

蜎化曰蚊。小蚊曰蚋。

《广雅·释虫》："孑孓，蜎也。"

《说文·虫部》："蜹，秦晋谓之蜹，楚谓之蚊，从虫，芮声。"

《说文·虫部》："蜎，蜎也，从虫，肙声。在沇切。"按：此"蜎也"之文，当作"肙也"为是。

《说文·肉部》："肙小虫也，从肉，口声。一曰空也。乌玄切。"

《一切经音义》卷九页13："蚊蚋，而税反，小蚊曰蚋。《说文》：'秦人谓之蚋。楚人谓之蚊。'《通俗文》：'蜎化为蚊，小蚊曰蚋。'蜎音血缘反。"

《通俗文下》⑭⓪

矜求谓之蚑蛷。（念孙案："矜当为务。《广雅》：'蚑蛷，蝚蛷也'。蝚与务通"。）

《广雅·释虫》："蚑蛷，蝚蛷也。"王念孙《疏证》："蛷，一作蚰。《说文》：'蚰，多足虫也。'《众经音义》卷九引《通俗文》云：'务求谓之蚑蛷。'关西呼蚰蛷为蚑蛷。务求，与蝚蛷同。《周官·赤犮氏》'凡隙屋除其狸虫'，郑注云：'狸虫，䗪蚚求之属。'释文'求，本或作蛷'，疑即蚑蛷也。蚑与肌，声之转耳。《博物志》云：'蠼螋虫溺人影，随所箸处生疮。'《本草拾遗》云：'蠼螋虫能溺人影，令候疮如热沸而大，绕腰。虫如小蜈蚣，色青黑，长足。'蠼螋，蚑蛷，亦声之转耳。令扬州人谓之蓑衣虫，顺天人谓之钱龙，长可盈寸，行于壁上，往来甚捷。"

《淮南子·说林训》："曹氏之裂布，蛷者贵之。"许慎注："楚人名命为曹今俗间以始织布系著其旁，谓之曹布，烧以传蚹蛷疮则愈，故蛷者贵之。"

《尔雅·释虫》"密肌，继英"，郝懿行《义疏》："《一切经音义》九引《通俗文》云'务求谓之蚑蛷'。"

《众经音义》卷九："蝬蜂，巨议切，《通俗文》'务求谓之蚑蛷，关西呼蜇溲为蚑蛷'……"

《通俗文下》⑷

狗蝨曰蠅。

《龙龛手镜·虫部·平声》："蠅，边奚反，牛虱也。"

《类篇·虫部》："蠅，边迷切，《说文》'啮牛蝨也'。"

《说文·虫部》："蠅，啮牛虫也，从虫，昆声。边分切。"段玉裁注："今人谓'啮狗虫'，语亦同。《通俗文》曰'狗蝨曰蠅'。"

《通俗文下》⑷

佳其谓之鵻鸠。

《玉篇·鸟部》："鸠，九牛切，鸟名，或作勼。""鹊，吉黠切，鹊鵻，即布谷鸟也。鵻，居六切，鹊鵻也。鷜，同上。"

《说文·鸟部》："鸠，鹘鵃也，从鸟，九声。"段玉裁注："鸠为五鸠之总名……《毛诗·召南》传曰'鸠，尸鸠，秸鞠也'。"

《诗·召南·鹊巢》："维鹊有巢，维鸠居之。"毛苌传："鸠，鸤鸠，桔鞠也。鸤鸠不自为巢，成鹊之成巢。"释文："桔，古八反，又音吉。《尔雅》作'鹊'。鞠，音菊，《尔雅》作'鵻'。"

《尔雅·释鸟》："佳其，鴶鵴。"郭璞注："今鵯鸠。"郝懿行《义疏》："《说文》'雓，祝鸠也'。《左昭十七年传》：'祝鸠氏，司徒也。'杜预注：'祝鸠，鷜鸠也。鷜鸠孝，故为司徒，主教民。'按：'鷜'即'雓'字形讹。陆德明音鷜为焦非也。祝鸠，雓其声相转，雓借作佳。……鴶鵴，当作'夫不'，《诗·四牡》传'雓，夫不也'。笺云'夫不，鸟之悫谨者，人皆忧之'。"

《尔雅·释鸟》："鸤鸠，鹊鵴。"郭璞注："今之布谷也，江东呼为获谷。"郝懿行《义疏》："《说文》'秸鷜，尸鸠'，《诗》作'鸤

166

鸠'。"

《埤仓》卷下："鹅鸠，鹍鴱。"

《通俗文下》⑭

白头鸟谓之鹖鶪。

《骈雅·释鸟》："鹖鶪，白头鸟也。"

《玉篇·鸟部》："鹖，胡达切，鹖鶪，伯劳。鶪，午铦切，鹖鶪。"

《玉篇·鸟部》："鶪，公觅切，伯劳。"

《通俗文下》⑭

眴，尸闰反。

《一切经音义》卷二十六页4："视眴，尸闰反。《玉篇》云：'目动也。'《列子》作'瞬'，《通俗文》作'眴'，音悬，并同。"

《通俗文下》⑭

槭，资猎反。

《广韵·上声·三十六养》："桨，槭属。"

《通俗文下》⑮

索　引

古代病候字解义疏　通俗文选疏证

索
引

古代病候字解义疏　通俗文选疏证

十一画

172

古代病候字解义疏　通俗文选疏证

索引

古代病候字解义疏

通俗文选疏证

索引

古代病候字解义疏　通俗文选疏证

178

索

引